Les Merveilleuses Portes vers la guérison

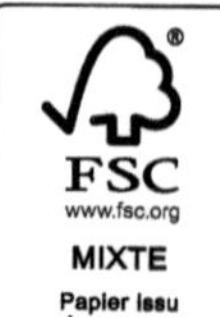

Martine Perrin

Les Merveilleuses Portes vers la guérison

Transformez vos douleurs profondes

en forces

MPcoach@outlook.fr

© 2024 Martine Perrin

Édition : BoD – Books on Demand, info@bod.fr
Impression : BoD - Books on Demand, In de Tarpen 42,
Norderstedt (Allemagne)
Impression à la demande.

ISBN : 978-2-3225-2351-1

Dépôt légal : juin 2024

Avant-propos

Bienvenue, cher lecteur, chère lectrice, dans les pages intimes de ce livre.

Je m'appelle Martine Perrin.

Dès ma plus tendre enfance, je me suis toujours sentie totalement déconnectée du monde actuel sans y mettre des mots et de la conscience.

J'ai ressenti un déséquilibre entre ce que me disait mon cœur et ce que je vivais et ce qui existait dans cette société actuelle. Je me suis peu à peu écartée de mes valeurs profondes (respect, coopération, solidarité, amour, etc.) en voulant ressembler aux autres pour être acceptée et cela m'a rendu malade. J'ai enduré la douleur en toute discrétion afin d'essayer de me fondre dans la société actuelle et c'était impossible pour moi car contre nature.

Le grand virage conscient a été mon burn out en 2009, quand mon corps m'a dit stop suivi d'un choc émotionnel intense en 2011 avec la séparation temporaire de mes filles et ensuite suivi d'un second choc émotionnel intense en 2013 avec la rupture avec la plus grande partie de ma famille.

L'Univers, la vie ou moi-même, m'a obligée à m'occuper enfin de moi. Depuis, je n'ai cessé de chercher à comprendre et je cherche à trouver la beauté dans toute chose.

J'ose exprimer à travers ce livre, avec authenticité et sincérité, comment j'ai réussi à passer d'une enfant effacée avec des tas de blessures conscientes et inconscientes, suite à des agressions sexuelles, des violences sociétales et familiales, etc.,

"

à une femme beaucoup plus épanouie et toujours en chemin d'accomplissement personnel.

Permettez-moi de vous ouvrir la porte de mon Univers, non pas en tant qu'auteure, mais en tant que compagne de voyage sur le chemin sinueux de la guérison.

Chacun de nous porte sa propre histoire, faite d'éclats de bonheur, de tempêtes émotionnelles et de cicatrices qui racontent des chapitres que seul le cœur peut comprendre. Ce livre n'est pas une prétention de sagesse universelle, mais plutôt une humble offrande de mes expériences personnelles, un partage sincère de mes découvertes au fil des méandres de ma propre quête de guérison.

Dans ces pages, vous trouverez des fragments de ma vie, des moments de clarté et d'obscurité, des épreuves transformées en leçons, et des cicatrices devenues des étoiles sur la carte de mon parcours. Mon intention derrière ces mots est simple : offrir une boussole pour ceux qui naviguent encore dans les eaux tumultueuses de la guérison.

Si ce livre trouve son chemin jusqu'à vous, c'est parce que je crois en la puissance des récits partagés. La guérison, c'est souvent un voyage solitaire, mais dans ces pages, j'espère créer une connexion, une compréhension mutuelle qui transcende nos histoires individuelles.

Prenez ce livre comme un compagnon de route, une lanterne dans l'obscurité, un murmure réconfortant lorsque les vents sont contraires. Que ces mots trouvent écho dans votre cœur et vous accompagnent, ne serait-ce qu'un peu, sur votre propre chemin de guérison.

Que cette lecture soit une source d'inspiration, une invitation à explorer les profondeurs de votre être, et surtout, une promesse que la guérison est un voyage possible.

Ce guide pratique est le résultat d'un an d'écriture, et j'y ai mis tout mon cœur.

Et si je peux, ne serait-ce inspirer qu'une seule personne, j'en serai heureuse et comblée, car à quoi sert d'avoir vécu tout cela si ce n'est pour partager mes réflexions afin que chacun y puise ce qui lui semblera bon et juste pour lui, et peut-être, grâce à ce partage, lui permettre d'accélérer à son processus de guérison.

J'espère vous faire explorer différentes étapes de transformation et de guérison à travers ces vingt-deux portes symboliques, offrant des outils et des perspectives pour aborder les défis de la vie.

Puissiez-vous trouver dans ces pages une résonance avec votre propre histoire, une lumière pour éclairer votre chemin, et surtout, un encouragement à embrasser la possibilité de guérir.

Avec bienveillance, gratitude et partage,

Martine

<u>Présentation rapide des 22 portes</u>

PORTE 1 - CONNAÎTRE CE QUI EST

PORTE 2 - FAIRE LA PAIX AVEC SOI-MÊME

PORTE 3 - FAIRE LA PAIX AVEC SON PASSÉ

PORTE 4 - CHANGER SON REGARD SUR SOI

PORTE 5 - REVISITER SES CROYANCES

PORTE 6 - RÉACTIONNER LE MOUVEMENT

PORTE 7 - S'ALIGNER

PORTE 8 - COMMUNIQUER

PORTE 9 - SE RECONNECTER À SOI

PORTE 10 - ÉLEVER NOTRE VIBRATION

PORTE 11 - REPRENDRE LE POUVOIR SUR SON CORPS

PORTE 12 - PRENDRE LA NATURE EN EXEMPLE

PORTE 13 - SE CONNECTER ❤

PORTE 14 - CRÉER VOTRE RÉALITÉ

PORTE 15 - VISUALISER AUTREMENT

PORTE 16 - S'AUTORISER

PORTE 17 - CULTIVER UN MENTAL POSITIF

PORTE 18 - VIVRE LE MOMENT PRÉSENT

PORTE 19 - CHEMINER VERS LA TRANSFORMATION

PORTE 20 - ÉLARGIR LA CONSCIENCE

PORTE 21 - CHOISIR ENTRE ÉTAT D'ÊTRE ET/OU ÉTAT D'ESPRIT

PORTE 22 - TRAVERSER LES PORTES

<u>Remerciements</u>

Mon idée d'écriture est née grâce à la formation "Destination Abondance" que j'ai suivie avec Caroline Bachot en 2022,

Merci infiniment à Caroline Bachot et à toute son équipe.

Merci à moi pour avoir eu le courage d'écrire ce livre,

Merci à mes filles, Auriane et Solène, qui m'ont soutenue et accompagnée avec amour,

à mon amie Stéphanie, pour son aide précieuse dans la relecture de mon livre, ainsi qu'à Auriane, Florian, Natalia, Anne, à Anne-Laure,

au merveilleux photographe, Brahim Hachlaf, pour la confection de la photo de couverture,

à Latifa pour sa touche créative pour la couverture, à Gilles et à Christian,

à Chris pour la mise en page,

à tous ceux qui ont contribué à l'élaboration de ce merveilleux projet,

à mes parents qui m'ont donné la vie,

à la Création, à mes guides de lumière, à tous ceux qui m'ont accompagnée dans mon cheminement intérieur, directement ou indirectement,

et à tous ceux qui ont traversé ma vie de façons agréables ou désagréables car, sans eux, je serais une autre version de moi-même et ce livre n'aurait sûrement jamais vu le jour…

Et il est là.

Merci à vous d'avoir choisi ce livre et bienvenue.

Merci Merci Merci

<u>Préface</u>

Dans ce livre, je ne parlerai pas de la médecine car ce n'est pas mon domaine, mais seulement des pouvoirs intérieurs que j'ai expérimentés et que chacun de nous a et a le CHOIX de réveiller en soi.

Ce livre est une petite partie de ma compréhension de ce que j'ai appris à aujourd'hui.

(et, en même temps, je suis convaincue qu'elle va encore bouger car rien n'est figé dans la vie, tout bouge et tout évolue à chaque instant).

En ce qui concerne la guérison, il est important d'adopter une approche sceptique et critique. Le scepticisme dans ce contexte signifie « remettre en question toutes les prétentions de guérison, quelles qu'elles soient ». Cela implique de rechercher des preuves empiriques, des études cliniques et des résultats reproductibles avant de tirer des conclusions sur l'efficacité d'une méthode de guérison spécifique.

Cependant, il est également important de garder l'esprit ouvert et de reconnaître que le scepticisme ne doit pas être une fin en soi. Il doit être combiné avec une recherche approfondie, une curiosité intellectuelle et une volonté d'explorer de nouvelles idées et de nouvelles approches. Parfois, des méthodes de guérison alternatives ou complémentaires peuvent être bénéfiques pour certaines personnes, même si elles n'ont pas encore été largement étudiées ou acceptées par la communauté scientifique.

C'est pour cela que **je ne vais vous parler ici que de ce que j'ai vécu.**

<u>**Avis aux lecteurs**</u>

Il est recommandé d'adopter une approche équilibrée en matière de guérison, en combinant le scepticisme rationnel avec une ouverture d'esprit aux possibilités et aux nouvelles découvertes. **Il est essentiel de se tourner vers des professionnels qualifiés de la santé, de rechercher des preuves solides et de prendre des décisions éclairées en matière de traitement et de guérison.**

Et, parallèlement, nous avons la chance d'avoir Internet, faites vos propres recherches, vous y trouverez différentes idées, souvent contradictoires, alors soyez sceptiques, fiez-vous à votre intuition et à ce que vous dit votre cœur.

Ne me croyez pas, testez… Vous serez ensuite libre de ne prendre que ce qui résonne en vous.

<u>Précision</u> : dans ce livre, je choisis d'utiliser le masculin avec la valeur du neutre, valeur à la fois d'un féminin et d'un masculin à égalité.

Comment utiliser ce livre pour transformer votre vie ?

En voici quelques idées :

1. Soit vous pouvez commencer par lire le livre dans son intégralité pour avoir une vue d'ensemble des portes vers la guérison et des outils à votre disposition mentionnés ici, soit, et je vous le conseille, prenez dès le début un cahier avec vous afin d'y noter toutes vos réflexions au fur et à mesure.

2. Prenez des notes et soulignez les parties qui résonnent en vous ou qui vous interpellent particulièrement. Ce sera noté : "✳ **<u>Maintenant à vous</u>**"

3. Utilisez le livre comme soutien pour répondre à vos besoins actuels en matière de guérison. Par exemple, si vous traversez une période difficile, utilisez les outils et les pratiques présentés dans le livre pour vous aider à retrouver votre équilibre émotionnel et physique.

4. Mettez en pratique les différents exercices proposés dans le livre. Que ce soit la méditation, la respiration, l'écriture ou la pratique de la gratitude. Mettez en place ces habitudes dans votre vie quotidienne.

5. Partagez vos expériences avec d'autres personnes. Vous pourriez rejoindre un groupe de soutien ou un cercle de discussion pour échanger avec d'autres personnes qui traversent des défis similaires ou me contacter par mail. email : **MPcoach@outlook.fr**

6. Utilisez le livre comme un guide pratique peut vous aider à trouver votre propre chemin de guérison. Les outils et les pratiques présentés dans le livre ne sont que des suggestions, il est important de trouver ce qui fonctionne le mieux pour vous et de créer votre propre routine de guérison. Écoutez-vous et ouvrez les portes à votre rythme. Elles peuvent être ouvertes séparément mais elles sont également interconnectées à toutes les autres portes. Tout est relié.

Ou tout simplement, laissez-vous guider par votre intuition.

<u>**Important**</u>

Ce livre va vous accompagner dans la découverte des portes que j'ai utilisées personnellement pour aller vers la guérison et vous guider dans votre propre voyage de guérison intérieure.

Prenez bien conscience que **c'est à vous et à vous seulement** de mettre en place les pratiques et les habitudes nécessaires pour transformer votre vie et trouver votre équilibre.

Il y a 22 portes dans ce livre. Certaines pourront être plus facilement ouvertes que d'autres.

Avant tout, respectez-vous, allez à votre rythme et pensez à vous faire accompagner par un coach, thérapeute ou autre.

Introduction

La guérison intérieure est un processus qui peut prendre du temps mais qui est accessible à tous, quelle que soit l'histoire personnelle de chacun. Il est important de se donner le temps et l'espace nécessaires pour travailler sur soi, d'être patient et bienveillant envers soi-même et d'utiliser les outils et les ressources qui sont à votre disposition pour faciliter ce processus de guérison.

Afin d'atteindre cette guérison, pour faire face à la douleur, quelle qu'elle soit, des remèdes sont possibles.

Le taux de douleur supportable varie d'une personne à l'autre et dépend de plusieurs facteurs, tels que la tolérance individuelle à la douleur, l'état de santé général, les expériences passées avec la douleur ou encore les facteurs psychologiques et émotionnels. **Chaque individu a sa propre perception et sa propre capacité à supporter <u>la douleur</u>**.

Il est important de noter que la douleur est une expérience subjective et personnelle, et ce qui peut être tolérable pour une personne peut être insupportable pour une autre. Certains individus ont une plus grande tolérance à la douleur en raison de facteurs génétiques, d'entraînement physique ou de techniques de gestion de la douleur qu'ils ont apprises.

Il est également essentiel de prendre en compte le contexte dans lequel la douleur est ressentie. Par exemple, une douleur aiguë et brève peut être plus facilement supportable qu'une douleur chronique persistante. De plus, l'impact émotionnel associé à la douleur peut en influencer la perception et lui donner un caractère insupportable.

Il est recommandé de consulter un professionnel de la santé, comme un médecin ou un spécialiste de la douleur, pour évaluer et gérer efficacement la douleur. Ils peuvent offrir des conseils, des traitements médicaux appropriés et des stratégies de gestion de la douleur pour aider à soulager la souffrance et améliorer la qualité de vie.

Face à la douleur, l'inégalité est présente. En effet, chaque individu réagit différemment.

L'influence de nos croyances sur la guérison : l'effet placebo et l'effet nocebo

L'effet placebo est un phénomène bien connu en médecine et en recherche clinique. Il se produit lorsqu'une personne perçoit une amélioration de ses symptômes ou de son état de santé après avoir reçu un traitement inactif simplement en raison de ses croyances et attentes positives.

L'effet placebo démontre le pouvoir de l'esprit et de la perception dans l'influence sur notre bien-être. Lorsqu'une personne croit fermement qu'un traitement donné lui sera bénéfique, cela peut déclencher une réponse physiologique positive dans son corps, entraînant une amélioration réelle des symptômes. Cela peut être attribué à la libération d'endorphines, à la modulation de neurotransmetteurs ou à d'autres mécanismes complexes.

Il convient également de mentionner qu'il existe d'autres phénomènes inverses à l'effet placebo, tels que **l'effet nocebo, où une personne peut ressentir des effets secondaires indésirables ou une détérioration de son état de santé simplement en raison de ses attentes négatives.**

L'effet placebo et d'autres phénomènes liés à la perception et aux croyances soulignent l'importance de l'approche globale de la santé, en prenant en compte les aspects psychologiques, émotionnels et sociaux.

Ils mettent en évidence le rôle de la relation médecin-patient, de la communication empathique et de la confiance dans les résultats de traitement.

Cependant, il est important de noter que l'effet placebo ne remplace pas les traitements médicaux éprouvés et validés scientifiquement. Il peut être utilisé comme complément à un traitement médical approprié, mais ne doit pas être considéré comme une alternative complète et exclusive dans de nombreux cas. La recherche médicale continue d'explorer les mécanismes sous-jacents de l'effet placebo et son utilisation dans les soins de santé.

L'effet placebo et l'effet nocebo sont des phénomènes qui illustrent **le pouvoir de nos croyances et de nos attentes** sur notre expérience de la douleur et notre processus de guérison. Des pensées positives, telles que la confiance et la conviction, peuvent déclencher des réponses physiologiques bénéfiques, tandis que les pensées négatives peuvent aggraver la douleur. La compréhension de ces mécanismes peut être utilisée de manière constructive dans notre cheminement vers la guérison.

L'importance de la guérison intérieure : le lien entre notre bien-être émotionnel et physique

La guérison ne se limite pas seulement à la résolution des symptômes physiques, mais englobe également la transformation de nos émotions, de nos pensées et de nos schémas de comportement. Les blessures émotionnelles et les traumatismes passés peuvent influencer notre santé globale et la guérison intérieure peut libérer notre potentiel de bien-être. **En prenant conscience de notre monde intérieur**, en identifiant nos blocages émotionnels et en travaillant sur notre croissance personnelle, nous pouvons créer les conditions propices à une guérison profonde et durable.

Cette équation pose donc les bases de notre exploration pour franchir les merveilleuses portes vers la guérison. Nous conscientisons **l'importance de comprendre la douleur, de reconnaître le pouvoir de nos croyances, d'explorer les différentes approches de guérison et de cultiver notre bien-être intérieur.**

Ainsi, vous pourrez trouver les outils nécessaires afin d'ouvrir les portes d'une vie plus épanouie et équilibrée. Préparez-vous à embrasser la magie de la guérison intérieure et à découvrir votre potentiel de bien-être optimal.

Les progrès de la médecine moderne ont indéniablement permis d'améliorer la santé et la qualité de vie de nombreuses personnes à travers le monde dans bien des domaines.

Les avancées technologiques, les médicaments, les techniques chirurgicales et les diagnostics plus précis ont contribué à prolonger la vie, à traiter des maladies graves et à atténuer les souffrances.

Cependant, de plus en plus de personnes s'intéressent également aux médecines alternatives, complémentaires ou intégratives, qui proposent des approches différentes de la santé et du bien-être. Ces approches incluent des pratiques telles que l'acupuncture, l'homéopathie, la médecine traditionnelle chinoise, la naturopathie, l'aromathérapie, la méditation, le yoga, entre autres.

La médecine alternative est souvent basée sur des traditions anciennes et sur des concepts holistiques, considérant l'individu dans sa globalité physique, émotionnelle et énergétique. Elle met l'accent sur la prévention, l'équilibre et la stimulation des capacités d'autoguérison du corps.

Il est important de souligner que l'efficacité et la sécurité des médecines alternatives peuvent varier, et certaines d'entre elles n'ont pas encore été validées de manière scientifique. Cependant, de nombreuses approches alternatives ont fait l'objet de recherches et d'études, et certaines sont même intégrées dans les pratiques médicales conventionnelles.

De plus, il est intéressant de noter que la médecine intégrative gagne en popularité, cherchant à combiner les meilleures pratiques de la médecine conventionnelle et des approches alternatives pour offrir des soins complets et personnalisés. Cette approche reconnaît l'importance de prendre en compte les aspects physiques, émotionnels et psychologiques de la santé.

En fin de compte, le choix d'utiliser des médecines alternatives ou de faire confiance à la médecine conventionnelle relève de la décision personnelle de chaque individu, en consultation avec des professionnels de santé qualifiés.

Il est également essentiel de communiquer ouvertement avec les médecins et praticiens de santé pour assurer une prise en charge globale et cohérente de sa santé.

✴Maintenant à vous (notez-le dans votre cahier)

Important : qu'avez-vous appris et retenu de cette introduction ?

PORTE 1

CONNAÎTRE CE QUI EST

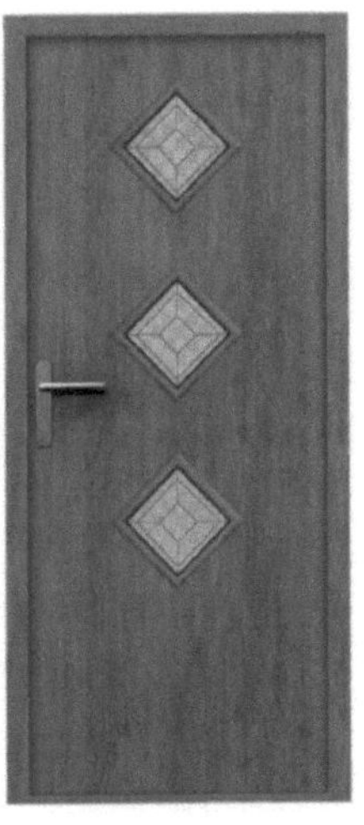

...Invitation à ouvrir...

Chaque individu appartient à un TOUT.

Ce TOUT appartient à l'Univers.

Lui-même est « dirigé » par des cycles.

CHAPITRE I - Les cycles universels

Les cycles universels sont des phénomènes naturels qui se produisent dans l'Univers et qui ont des répercussions sur la vie sur Terre.

Voici plusieurs cycles universels.

A- Le cycle de la journée et de la nuit

Le cycle de la journée et de la nuit est l'un des cycles universels les plus fondamentaux et perceptibles. Celui-ci a une influence profonde sur la vie sur Terre. Il résulte de la rotation de la Terre sur son axe par rapport au soleil.

Voici comment ce cycle fonctionne et son impact sur notre monde :

- **Le jour** : pendant environ 12 heures (à l'équateur), la partie de la Terre tournée vers le soleil est éclairée, créant la lumière du jour. La chaleur et la lumière du soleil soutiennent la vie en favorisant la photosynthèse des plantes, en régulant les températures et en offrant un environnement propice aux activités humaines.

- **La nuit** : pendant les 12 heures restantes, la partie de la terre tournée loin du soleil et dans l'obscurité, créant la nuit. La nuit permet le repos, la régénération et la réduction des activités. Elle offre également une opportunité d'observation du ciel nocturne, avec les étoiles, les planètes et la Lune.

L'impact du cycle jour/nuit est immense :

- Rythme biologique : les êtres vivants, y compris les humains, ont développé des rythmes biologiques basés sur ce cycle. Notre horloge interne, appelée rythme circadien, régule nos cycles de sommeil, de vigilance, de faim et d'autres fonctions corporelles.

- Écosystèmes : les écosystèmes terrestres et aquatiques sont profondément influencés par ce cycle. De nombreuses espèces ont évolué pour être actives pendant le jour ou la nuit en fonction de leurs besoins et de leurs prédateurs.

- Climat : la différence de température entre le jour et la nuit joue un rôle crucial dans la régulation climatique. Pendant la journée, la Terre absorbe la chaleur du soleil, tandis que la nuit, elle la libère dans l'atmosphère, contribuant à la formation des vents et de courants océaniques.

- Culture et société : les cycles jour-nuit ont profondément influencé les cultures et les sociétés humaines. Les activités diurnes et nocturnes, les habitudes de travail, les traditions religieuses et les rythmes sociaux sont souvent calqués sur ce cycle.

- Technologie : le cycle jour/nuit a joué un rôle crucial dans le développement des technologies telles que l'éclairage artificiel, qui a permis de prolonger l'activité humaine dans la nuit.

Le cycle de la journée et de la nuit est une constante rassurante et un rappel du caractère cyclique de la vie.

Il nous connecte à la Terre, à l'Univers et à nos propres rythmes internes. En appréciant et en respectant ce cycle, nous nous harmonisons avec la nature et reconnaissons l'importance vitale de la lumière et de l'obscurité dans notre existence.

B- <u>Le cycle des marées</u>

Le cycle des marées est un phénomène naturel qui affecte les forces gravitationnelles de la Lune et du Soleil sur les océans de la Terre. Ce cycle se traduit par des mouvements réguliers de montée puis de descente des niveaux d'eau le long des côtes.

Voici comment fonctionnent les cycles des marées :

- <u>Marée haute</u> : pendant la marée haute, le niveau de l'eau atteint son point le plus élevé le long des côtes. Cela se produit lorsque la région côtière est influencée par la force gravitationnelle de la Lune et du Soleil. La marée haute peut créer des vagues plus puissantes et agir sur les activités comme la navigation, la pêche et le surf.

- <u>Marée basse</u> : après la marée haute, le niveau de l'eau commence à descendre, arrivant finalement à son point le plus bas le long des côtes. À marée basse, les étendues de sable et les récifs sont souvent visibles, ce qui offre des opportunités pour explorer la vie marine et les zones habituellement submergées.

- <u>Les deux marées hautes et basses</u> : chaque jour, il y a généralement deux marées hautes et deux marées basses en une période de 24 heures et 50 minutes. La durée entre les deux marées hautes ou les deux marées basses est d'environ 12 h et 25 minutes.

Le cycle des marées est influencé par la position relative de la Lune et du Soleil par rapport à la Terre. L'action gravitationnelle de la Lune provoque une légère déformation des océans, créant ainsi deux marées hautes, une du côté de la Terre face à la Lune et une autre du côté opposé.

Le Soleil exerce également une influence, bien que moins importante que celle de la Lune, sur les marées. Lorsque la Lune et le Soleil sont alignés (pleine Lune et nouvelle Lune), leurs forces gravitationnelles combinées peuvent créer des marées plus fortes appelées « marées de vives-eaux ». Lorsqu'ils sont à angle droit l'un par rapport à l'autre (premier et dernier quartier), les forces gravitationnelles sont en partie annulées, créant des marées moins prononcées appelées « marées de mortes-eaux ».

Le cycle des marées a des implications importantes pour la vie marine, les écosystèmes côtiers et les activités humaines le long des côtes. Il influence également la navigation, l'énergie marémotrice et d'autres aspects de la vie quotidienne dans les régions côtières.

C - <u>Le cycle de la Lune</u>

Le cycle de la Lune, également connu sous le nom de cycle lunaire, se réfère aux phases changeantes de la Lune alors qu'elle orbite autour de la Terre. Ce cycle dure environ 29,5 jours et est divisé en huit phases distinctes, chacune avec son propre aspect visuel et son influence symbolique.

Voici un aperçu des huit phases du cycle lunaire :

1. <u>Nouvelle Lune</u> : la nouvelle Lune marque le début du cycle. À ce stade, la face éclairée de la Lune n'est pas visible depuis la Terre, car elle est alignée entre le Soleil et la Terre. C'est un moment de renouveau, de nouvelles intentions et de démarrage de projets.

2. <u>Croissant de Lune</u> : peu après la nouvelle Lune, une fine bande de lumière devient visible sur le côté droit de la Lune. C'est le début de la phase croissante.

C'est un moment propice pour planifier, établir des objectifs et semer les graines de projets futurs.

3. Premier Quart de Lune : à ce stade, la moitié droite de la Lune est éclairée. C'est un moment d'action, de prise de décisions et de mise en œuvre de plans.

4. Gibbeuse Croissante : la Lune continue de croître, et la partie éclairée occupe maintenant plus de la moitié de sa surface. C'est un moment de développement et de croissance, pendant lequel les projets prennent de l'ampleur.

5. Pleine Lune : elle se produit lorsque la face entière de la Lune est éclairée par le Soleil. C'est un moment d'achèvement, de culmination et d'épanouissement. Les émotions peuvent également être amplifiées à ce stade.

6. Gibbeuse Décroissante : la Lune commence à décroître, et la partie éclairée diminue progressivement. C'est un moment de réflexion, de lâcher-prise et de libération de ce qui n'est plus nécessaire.

7. Dernier Quart de Lune : à ce stade, la moitié gauche de la Lune est éclairée. C'est un moment de réévaluation, d'ajustements et de préparation pour la nouvelle phase.

8. Dernier Croissant de Lune : peu avant la nouvelle Lune, une fine bande de lumière devient visible sur le côté gauche de la Lune. C'est la dernière phase du cycle, marquant la fin d'un chapitre et la préparation pour le nouveau départ.

Le cycle de la Lune a une signification symbolique et spirituelle profonde dans de nombreuses cultures. Il est souvent associé à la féminité, à l'intuition et à la connexion avec les cycles naturels de la vie.

De nombreuses personnes utilisent les différentes phases de la Lune pour ajuster leurs actions, leurs rituels et leurs intentions en fonction des énergies du moment.

Que ce soit pour la méditation, la manifestation de désirs ou simplement pour se sentir en harmonie avec la nature, le suivi du cycle lunaire peut être une pratique puissante pour se connecter à soi-même et au monde qui nous entoure.

D - <u>Le cycle des saisons</u>

Le cycle des saisons est un phénomène naturel qui résulte de l'inclinaison de l'axe de rotation de la Terre par rapport à son orbite autour du Soleil, ce qui crée des variations climatiques régulières, des variations dans la durée des jours et des nuits, ainsi que dans les activités biologiques et humaines.

Voici comment fonctionnent le cycle des saisons et son impact sur notre environnement :

- <u>Printemps</u> : le printemps marque le début du cycle des saisons et survient lorsque l'hémisphère sur lequel vous vous trouvez est incliné vers le Soleil. Les journées commencent à s'allonger, la température augmente et la vie renaît après l'hiver. Les plantes fleurissent, les animaux sortent de l'hibernation et les oiseaux migrateurs s'envolent vers leurs aires de reproduction.

- <u>Été</u> : l'été survient lorsque l'hémisphère sur lequel vous vous trouvez est incliné de manière à recevoir plus directement la lumière du Soleil. Les journées sont plus longues et plus chaudes. C'est la saison de la croissance végétale, de l'abondance des fruits et légumes, ainsi que des activités de plein air et peut-être de vacances.

- <u>Automne</u> : l'automne arrive lorsque l'hémisphère sur lequel vous êtes incliné commence à s'éloigner du Soleil. Les journées raccourcissent, les températures commencent à baisser et les feuilles des arbres changent de couleur avant de tomber. C'est la saison de la récolte, où les cultures sont distribuées pour l'hiver.

- <u>Hiver</u> : l'hiver survient lorsque l'hémisphère sur lequel vous êtes incliné est tourné loin du Soleil. Les journées sont courtes et les températures baissent considérablement. Les plantes entrent en dormance, de nombreux animaux hibernent et les paysages peuvent être recouverts de neige. C'est une période de repos et de réflexion.

L'impact du cycle des saisons est profond :

- <u>Agriculture</u> : le cycle des saisons déterminant les périodes de plantation, de croissance et de récolte des cultures. Les agriculteurs s'adaptent aux conditions changeantes pour assurer une production alimentaire adéquate.

- <u>Biodiversité</u> : les plantes et les animaux se sont adaptés aux saisons pour leur survie et leur reproduction. Certains animaux changent de pelage ou de plumage pour s'adapter aux conditions hivernales.

- <u>Culture et Traditions</u> : de nombreuses cultures ont des traditions et des célébrations spécifiques à chaque saison. Les festivals, les fêtes religieuses et les rituels sont souvent liés aux changements saisonniers.

- <u>Tourisme et Loisirs</u> : les variations saisonnières influencent les choix de voyages et les activités de loisirs. Les sports d'hiver, la natation estivale et les festivals de récolte en sont des exemples.

- Inspiration artistique : les saisons ont inspiré d'innombrables œuvres artistiques, de la littérature à la peinture en passant par la musique, en reflétant les différentes facettes des cycles de la vie.

Le cycle des saisons nous rappelle la nature cyclique de la vie et les changements constants qui la caractérisent. En nous alignant sur les rythmes des saisons, nous nous connectons à notre environnement naturel et apprécions les différentes phases de la vie, tout en nous adaptant aux opportunités et aux défis qu'elles présentent.

E - Le cycle solaire

Le cycle solaire, également connu sous le nom de « cycle solaire de onze ans », est un phénomène qui se produit sur le Soleil et qui affecte son activité magnétique. Ce cycle se caractérise par une période de onze ans au cours de laquelle l'activité solaire, telle que le nombre de taches solaires et d'éruptions solaires, connaît des fluctuations.

Le cycle solaire est étroitement lié au champ magnétique du Soleil. Au début d'un nouveau cycle, le champ magnétique du Soleil est relativement faible. Au fur et à mesure que le cycle progresse, ce champ magnétique devient de plus en plus complexe et actif. Cela se manifeste par l'apparition de taches solaires, qui sont des zones de la surface solaire où l'activité magnétique est intense.

Les éruptions solaires, qui sont des explosions d'énergie à la surface du Soleil, sont également plus fréquentes pendant les périodes d'activité solaire élevées.

Ces éruptions peuvent libérer d'énormes quantités de particules chargées en énergie dans l'espace, pouvant avoir des effets sur la Terre et les autres planètes du système solaire.

L'impact le plus notable des cycles solaires sur la Terre est la modulation des conditions météorologiques dans l'espace. Les éruptions solaires peuvent provoquer des perturbations dans les communications radio, les systèmes de navigation et les réseaux électriques. Les aurores polaires, qui résultent de l'interaction des particules solaires avec l'atmosphère terrestre, sont également plus visibles pendant les périodes d'activité solaire élevées.

Comprendre et suivre le cycle solaire est important pour de nombreuses raisons ; notamment pour prévoir et atténuer les effets potentiels des éruptions solaires sur les infrastructures technologiques et les communications. Cela montre également la manière dont notre planète est en interaction avec le Soleil et comment les phénomènes solaires peuvent avoir un impact sur la vie sur Terre.

F - <u>Le cycle de précession des équinoxes</u>

Le cycle de précession des équinoxes est un phénomène astronomique qui implique un mouvement lent de l'axe de la rotation de la Terre. Ce mouvement entraîne des changements graduels dans l'orientation de l'axe Thérèse par rapport aux étoiles lointaines. Ce cycle complet dure environ 25 800 ans. Ce cycle a été découvert par l'astronome grec Hipparque il y a environ 2 000 ans.

Le terme « précession » fait référence à la manière dont l'axe de la rotation de la Terre décrit un cercle dans le ciel au fil du temps, de manière similaire à la façon dont une toupie peut aussi dire en changeant lentement son orientation. Ce phénomène a un impact sur la manière dont les constellations apparaissent dans le ciel pendant les équinoxes, ces moments de l'année où le jour et la nuit ont la même durée. Traditionnellement, l'équinoxe du printemps correspondait à l'entrée du Soleil dans la constellation des Poissons, d'où l'importance historique des Poissons en tant que signe du zodiaque. Cependant, en raison de la précession des équinoxes, le Soleil entre maintenant dans la constellation du Verseau pendant l'équinoxe du printemps.

Ce cycle a des applications dans plusieurs domaines, notamment en astronomie, en astrologie et dans la compréhension de la Terre et de son mouvement. Pour les cultures anciennes, la connaissance de ce cycle astronomique était souvent associée au calendrier et au système de croyances. Aujourd'hui, il continue d'influencer nos vues sur le cosmos et sur notre position en tant qu'habitant de la Terre dans l'Univers en évolution.

G- Le cycle de vie et de mort des étoiles

Le cycle de vie et de mort des étoiles est un processus fascinant qui régit l'évolution des étoiles depuis leur naissance jusqu'à leur extinction. Ce cycle varie en fonction de la masse de l'étoile, mais il existe des étapes générales communes à la plupart des étoiles.

Aperçu simplifié du cycle de vie d'une étoile :

- Formation : les étoiles naissent à partir de vastes nuages de gaz et de poussière dans l'espace, appelés nébuleuses. Sous l'effet de la gravité, ces nuages s'effondrent sur eux-mêmes, créant des régions denses appelées protoétoiles.

- Séquence principale : l'étape de la séquence principale est la phase où la majorité des étoiles passe la majeure partie de leur vie. C'est ici que les étoiles fusionnent l'hydrogène en hélium dans leur noyau, générant ainsi une énergie qui les maintient stables et lumineuses.

- <u>Géante rouge</u> : lorsque l'hydrogène dans le noyau commence à s'épuiser, l'étoile se dilate et devient une géante rouge. Pendant cette phase, l'étoile fusionne l'hélium en éléments plus lourds.

- <u>Nébuleuse planétaire</u> : les couches externes de la géante rouge sont éjectées dans l'espace, créant une enveloppe de gaz et de poussière appelée nébuleuse planétaire. Le noyau restant, qui est une naine blanche très chaude, se trouve au centre de la nébuleuse.

- <u>Supernova</u> : pour les étoiles massives, lorsque le carburant nucléaire est épuisé, elles subissent une explosion cataclysmique appelée supernova. Cela libère une quantité colossale d'énergie et peut briller brièvement plus intensément que toute une galaxie.

- <u>Naine blanche ou étoile à neutron</u> : suite à une supernova, le cœur de l'étoile peut se contracter et donner une naine blanche, une étoile très dense et chaude, ou une étoile à neutron, encore plus dense, si l'étoile était très massive.

- <u>Trou noir</u> : si la masse restante après une supernova est suffisamment élevée, l'effondrement peut donner naissance à un trou noir. Les trous noirs sont des régions de l'espace où la gravité est si intense qu'elle empêche même la lumière de s'échapper.

Ce cycle de vie des étoiles est fondamental pour comprendre l'évolution de l'Univers et comment les éléments chimiques essentiels à la vie sont créés, dispersés et recyclés. Les étoiles jouent un rôle essentiel dans la formation des planètes et des systèmes solaires, et leur cycle de vie à un impact profond sur la composition chimique de l'Univers.

Les cycles universels, aussi appelés phénomènes cycliques, sont des modèles récurrents et réguliers qui se produisent dans l'Univers. Ils sont observés à différentes échelles, allant des phénomènes astronomiques à ceux qui influencent la vie sur Terre. Ces cycles sont profondément enracinés dans la structure même de l'Univers et ont un impact significatif sur notre réalité quotidienne.

Chaque cycle universel reflète la complexité et l'harmonie de l'Univers, et chacun a un impact sur la Terre et la vie qui s'y trouve. En comprenant ces cycles, nous sommes mieux à même d'apprécier notre place dans le cosmos et de saisir la beauté et la diversité des phénomènes naturels qui nous entourent.

Ces cycles sont inscrits dans l'Univers et s'« atomisent » par des lois universelles.

✱<u>Maintenant à vous</u> (notez-le dans votre cahier)

Qu'avez-vous appris et retenu de ce chapitre ?

<u>CHAPITRE II - Les lois universelles</u>

Les principes de bases des lois universelles

Connaître les lois universelles permet de comprendre le fonctionnement de l'Univers et notre place en tant qu'être humain. Il s'agit de comprendre que tout dans l'Univers est régi par des lois immuables qui s'appliquent à tous les niveaux de la réalité.

Comprendre ces lois peut aider à mieux comprendre comment nous attirons les événements et les situations dans notre vie.

Par exemple, la loi de l'attraction dit que nous attirons dans notre vie ce sur quoi nous nous concentrons. Si nous sommes négatifs et que nous nous concentrons sur ce qui ne va pas dans notre vie, nous attirons plus de choses négatives. En revanche, si nous sommes positifs et que nous nous concentrons sur ce que nous voulons, nous attirons des choses positives.

Applications de ces lois dans notre vie quotidienne

Il existe de très nombreuses lois universelles, aussi en voici quelques-unes :

- <u>La loi de l'unité</u> : tout est interconnecté dans l'Univers. Nous sommes tous unis dans cette existence et chaque action que nous posons affecte les autres et l'ensemble.

- <u>La loi de l'action</u> : pour réaliser quelque chose, il faut prendre des mesures concrètes et décisives. La pensée positive doit être suivie d'actions positives.

- <u>La loi de la compensation</u> : l'Univers équilibre toutes les choses et nous récoltons ce que nous semons. Si nous donnons de l'amour, nous en recevrons en retour.

- <u>La loi de l'attraction</u> : nous attirons dans notre vie ce que nous émettons. Si nous sommes positifs et joyeux, nous attirons des situations et des personnes positives.

- <u>La loi de la réception</u> : pour recevoir quelque chose, nous devons être ouverts et prêts à le recevoir.

  Nous devons être dans un état d'esprit d'abondance et de gratitude.

- <u>La loi de la résistance</u> : la résistance crée de la souffrance. Nous devons apprendre à lâcher prise et à accepter ce qui est.

- <u>La loi de la projection</u> : nous projetons nos pensées, nos émotions et nos croyances sur les autres et sur notre environnement. Nous devons être conscients de nos projections et les prendre en charge.

- <u>La loi de la polarité</u> : tout a son contraire. Nous pouvons utiliser les contraires pour atteindre l'équilibre et la croissance personnelle.

- <u>La loi de la transcendance</u> : nous pouvons transcender nos limites et nos peurs pour atteindre notre potentiel illimité.

- <u>La loi de l'impermanence</u> : tout est en constante évolution et changement. Nous devons apprendre à nous adapter et à nous ajuster aux changements.

- <u>La loi de la complétude</u> : nous sommes tous complets et parfaits tels que nous sommes. Nous n'avons besoin de rien d'autre pour être heureux et épanouis.

- <u>La loi de la polarité</u> : tout a son contraire, et chacun de ces opposés est nécessaire à l'existence de l'autre.

- <u>La loi de la cause et de l'effet</u> : chaque cause a un effet, et chaque effet a une cause. Tout ce qui se produit dans notre vie est le résultat de nos actions, pensées et émotions passées.

- <u>La loi de la vibration</u> : tout dans l'Univers est en mouvement et émet une fréquence vibratoire, y compris nos pensées et émotions.

- <u>La loi de la correspondance</u> : notre monde intérieur est le reflet de notre monde extérieur, et vice versa. Ce que nous projetons dans le monde revient vers nous sous une forme ou une autre.

- Etc.

Ces lois universelles peuvent être appliquées à tous les aspects de notre vie, qu'il s'agisse de nos relations, de notre travail, de notre santé ou de notre développement personnel. Comprendre ces lois et apprendre à les appliquer dans notre vie quotidienne peut nous aider à vivre de manière plus épanouissante et plus alignée avec notre véritable nature.

✳<u>Maintenant à vous</u> (notez-le dans votre cahier)

Qu'avez-vous appris et retenu de ce chapitre ?

CHAPITRE III - Tout est vibration

L'importance de la vibration dans la guérison

La notion de vibration est fondamentale dans la guérison intérieure. Tout dans l'Univers est vibration, y compris notre corps et notre esprit. Les émotions, les pensées, les actions, tout cela génère une certaine fréquence vibratoire qui peut avoir un impact sur notre santé physique et mentale.

La « vibration » est un terme utilisé pour décrire l'énergie que l'on émet à un niveau subtil. Tout est énergie, et chaque personne, objet ou situation a une vibration unique. Les vibrations peuvent être hautes ou basses, positives ou négatives, et peuvent affecter notre état mental, émotionnel et physique.

<u>**La matière et le vide**</u>

On nous a appris que la matière est une forme d'énergie condensée qui occupe de l'espace, tandis que le vide représente l'absence de matière.

Dans la physique quantique - branche de la physique qui décrit le comportement des objets physiques au niveau microscopique - il est de plus en plus admis que la matière n'est pas vraiment solide, mais plutôt une forme d'énergie qui vibre à des fréquences différentes. Le vide, quant à lui, est considéré comme étant rempli d'une énergie subtile et invisible appelée champ quantique, qui est le support de toutes les particules et forces de l'Univers. Ainsi, le vide n'est pas simplement un espace vide, mais plutôt un champ d'énergie en constante interaction avec la matière. Cette interconnexion entre la matière et le vide est au cœur de nombreuses théories et découvertes en physique quantique.

La théorie de l'unification de Nassim Haramein

C'est avec une grande exaltation et un réel bonheur que j'ai eu l'immense privilège d'assister à la conférence de ce talentueux physicien à Bordeaux en mai 2019. Qu'il soit ici infiniment remercié pour le partage de son énorme et passionnant travail, qui m'a permis de faire un immense saut quantique dans la compréhension des forces de l'Univers.

Les principes clés de la théorie de Nassim Haramein et comment elle peut être appliquée à notre compréhension de la guérison.

Son parcours atypique lui a permis de suivre des études parallèles sans rester cloisonné dans un seul domaine. Il a développé une théorie unifiée de la physique, qui relie les aspects les plus petits de l'Univers aux plus grands.

L'élément principal qui compose l'Univers est le vide. **La matière elle-même est faite de vide** : dans un atome, le noyau ne compte que pour un million de milliardièmes du volume total. Le reste est essentiellement du vide.

La théorie de l'unification de Nassim Haramein, également appelée théorie de la gravité quantique de la boucle, est une tentative de concilier la physique quantique avec la théorie de la relativité générale. Cette théorie part du postulat que l'Univers est un système dynamique et auto-organisé, dans lequel toutes les choses sont interconnectées par des champs d'énergie. Nassim Haramein considère également que l'Univers est un système fractal (qui se fragmente), dans lequel les mêmes motifs se répètent à différentes échelles.

Selon sa théorie, l'espace n'est pas vide mais est rempli d'un tissu quantique en mouvement constant, appelé « vide quantique ». Ce vide contient de l'énergie et des particules subatomiques (à l'intérieur de l'atome), qui sont en relation avec tous les autres éléments de l'Univers.

La théorie de l'unification de Nassim Haramein a des implications pour la compréhension de la conscience, de la spiritualité et de la guérison.

✳<u>Maintenant à vous</u> (notez-le dans votre cahier)

Qu'avez-vous appris et retenu de ce chapitre ?

CHAPITRE IV - Le corps humain

Le corps humain est composé d'un vaste réseau d'informations. Chaque cellule, chaque organe, chaque système interne contient une quantité incroyable d'informations qui contribuent au bon fonctionnement de l'organisme.

Au niveau cellulaire, l'ADN est la principale source d'information. L'ADN contient les instructions génétiques qui déterminent les caractéristiques physiques et biologiques de chaque individu. Cependant, l'ADN n'est pas le seul vecteur d'informations dans le corps. Les cellules communiquent également entre elles à travers des signaux chimiques, électriques et bioénergétiques, transmettant ainsi des informations sur l'état de santé, les besoins et les réponses adaptatives de l'organisme.

Les organes et les systèmes internes du corps humain fonctionnent en harmonie grâce à un échange constant d'informations. Par exemple, le système nerveux transmet des signaux électriques qui véhiculent des informations entre le cerveau et les différentes parties du corps. Le système hormonal, quant à lui, libère des hormones qui agissent comme des messagers chimiques, régulant divers processus physiologiques.

Les informations contenues dans le corps humain ne se limitent pas aux aspects physiques. Les émotions, les pensées et les expériences vécues sont également des formes d'informations qui peuvent avoir un impact sur la santé et le bien-être. Les émotions, en particulier, ont la capacité d'influencer les processus physiologiques et peuvent être perçues comme des informations sur notre état émotionnel et mental.

Dans le domaine de la médecine et de la guérison, il y a une reconnaissance croissante de l'importance des informations contenues dans le corps. Diverses approches, comme la médecine intégrative et holistique, prennent en compte les aspects physiques, émotionnels, mentaux et énergétiques de l'individu, en reconnaissant que toutes ces dimensions interagissent et contribuent à la santé globale.

La compréhension du corps humain en tant que réseau d'informations ouvre de nouvelles perspectives pour la santé et la guérison. Des approches telles que la médecine quantique, la bioénergie, la médecine vibratoire et d'autres pratiques holistiques explorent l'utilisation des informations contenues dans le corps pour favoriser la guérison et le bien-être.

Il est important de noter que bien que le corps humain soit composé d'informations, il est également un système complexe et multidimensionnel. La science continue d'explorer et de comprendre les différentes facettes de ces informations, et de nombreuses questions restent encore sans réponse. Cependant, l'idée que le corps humain est un réservoir d'informations ouvre de nouvelles perspectives sur la façon dont nous pouvons aborder notre santé, notre guérison et notre épanouissement.

✳<u>Maintenant à vous</u> (notez-le dans votre cahier)

    Qu'avez-vous appris et retenu de ce chapitre ?

    Qu'avez-vous appris et retenu de cette porte ?

<u>PORTE 2</u>

FAIRE LA PAIX AVEC SOI-MÊME

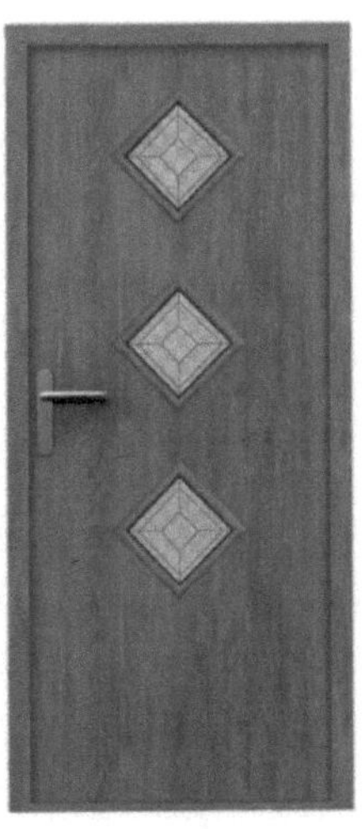

…Invitation à ouvrir…

Pour faire la paix avec soi-même, il est nécessaire d'apprendre à se connaître.

CHAPITRE I - La connaissance de soi

A - Le corps en tant qu'émetteur- récepteur

Nous sommes des êtres constitués d'informations : notre corps, notre cerveau, nos émotions, nos pensées, nos expériences, etc. sont autant d'informations qui nous composent.

En tant qu'êtres d'informations, nous sommes en perpétuelle évolution et transformation, influencés par notre environnement et nos expériences.

Lorsque nous interagissons avec autrui, nous projetons notre propre réalité et notre propre vision du monde sur l'autre, qui devient alors un reflet de nous-mêmes.

De même, lorsque nous recevons les projections des autres, nous les filtrons à travers notre propre réalité et notre propre vision du monde, ce qui influence notre perception de l'autre.

En prenant conscience de cette dynamique, nous pouvons être plus conscients de nos propres projections et de la manière dont nous influençons l'autre, ainsi que de la manière dont nous sommes influencés par les projections des autres.

Cette prise de conscience peut nous aider à améliorer nos relations interpersonnelles en nous permettant de mieux comprendre les autres et de communiquer de manière plus efficace et empathique.

Bonne nouvelle : nous sommes libres et nous avons le choix de changer de fréquence.

✱Maintenant à vous (notez-le dans votre cahier)

Qu'avez-vous appris et retenu de ce paragraphe ?

B- <u>Nos conditionnements</u>

L'être humain est conditionné dès son plus jeune âge par son environnement et la société dans laquelle il évolue. L'éducation, la culture, les traditions et les croyances influencent la manière dont les individus perçoivent le monde et agissent en conséquence.

De nombreux facteurs externes contribuent à la perte de pouvoir créateur chez les individus, tels que la pression sociale, les normes et les valeurs établies, les attentes des autres, ainsi que les modèles de comportement préétablis. Ces influences peuvent limiter la capacité des individus à exprimer leur créativité et leur potentiel, ce qui peut avoir des conséquences négatives sur leur bien-être mental et émotionnel.

En outre, l'éducation traditionnelle est souvent axée sur l'acquisition de connaissances et la mémorisation plutôt que sur la créativité et l'expression personnelle. Les enfants sont souvent encouragés à suivre un programme rigide qui ne leur laisse pas suffisamment de temps ou de liberté pour explorer leur créativité et leurs talents. Cela peut également limiter leur capacité à penser de manière indépendante et à prendre des décisions en toute confiance.

Le conditionnement social joue également un rôle important dans la perte de pouvoir créateur. Les individus peuvent être conditionnés à suivre les normes établies, à ne pas remettre en question l'autorité, à craindre le changement et à éviter les risques. Cela peut les empêcher de prendre des décisions qui pourraient avoir des conséquences positives sur leur vie ou sur le monde qui les entoure.

En fin de compte, pour retrouver leur pouvoir créateur, les individus doivent remettre en question les influences externes qui limitent leur potentiel. Cela peut impliquer la remise en question des croyances et des normes établies, l'exploration de nouvelles idées et de nouvelles expériences, et la prise de risques pour se découvrir eux-mêmes et exprimer leur créativité. Cela peut prendre du temps et nécessiter des efforts constants, mais les bénéfices pour le bien-être mental et émotionnel peuvent être significatifs.

L'impact de l'image sur notre guérison

L'image peut avoir un impact important sur nous, à la fois sur notre perception du monde et sur notre bien-être mental et émotionnel. Les images peuvent influencer nos émotions, nos attitudes, nos comportements et nos pensées de manière positive ou négative.

D'un côté, les images qui sont agréables à regarder ou qui représentent des moments heureux peuvent nous apporter de la joie, de la détente, de la satisfaction et même réduire notre stress. Par exemple, regarder des images de la nature ou des animaux mignons peut nous aider à nous détendre et à nous sentir plus connectés à la nature. Les images qui représentent des réussites, des célébrations ou des moments de joie peuvent également nous inspirer, nous motiver et renforcer notre confiance en nous.

D'un autre côté, les images qui sont violentes, choquantes ou négatives peuvent avoir un impact négatif sur notre bien-être. Ces images peuvent nous rendre anxieux, stressés, déprimés, voire même traumatisés. Les images qui véhiculent des stéréotypes négatifs peuvent également contribuer à la discrimination et à la marginalisation des groupes minoritaires.

Enfin, les images peuvent être manipulées pour nous influencer de manière subliminale. Les publicités, les médias et les gouvernements utilisent souvent des images pour nous convaincre d'acheter un produit, de soutenir une cause ou de voter pour un candidat. Il est important de prendre du recul et de faire preuve de discernement lorsque nous sommes exposés à des images manipulatrices, afin de ne pas nous laisser influencer de manière négative.

Bonne nouvelle : nous avons le choix de reprendre certains pouvoirs.

Personnellement, j'ai revendu ma télévision depuis des années. J'ai choisi d'aller chercher les informations plutôt que de les subir. **Tout est question de CHOIX.**

La manipulation par la peur

La manipulation par la peur est une technique utilisée pour contrôler ou influencer les actions d'une personne en créant ou en amplifiant sa peur. Cette technique peut être utilisée dans différents contextes tels que la politique, la publicité, les relations personnelles, etc.

Dans le domaine de la politique, la manipulation par la peur peut être utilisée pour influencer les électeurs en leur faisant croire que si un certain parti ou candidat est élu, cela aura des conséquences néfastes pour eux et leur famille. Dans la publicité, cette technique peut être utilisée pour vendre des produits en faisant croire aux consommateurs que s'ils n'achètent pas le produit en question, ils risquent de ne pas être en sécurité ou bien de manquer quelque chose d'important.

Dans les relations personnelles, la manipulation par la peur peut être utilisée pour contrôler l'autre personne en la faisant croire qu'elle risque de perdre quelque chose de précieux si elle ne se conforme pas aux souhaits de l'autre personne.

Cette technique peut avoir des conséquences néfastes sur la santé mentale et émotionnelle de la personne manipulée, en provoquant une anxiété accrue, une baisse d'estime de soi et une perte de confiance en soi. Il est important d'être conscient de cette technique de manipulation et de lutter contre elle en prenant des mesures pour renforcer sa confiance en soi et son estime de soi, ainsi qu'en apprenant à identifier les signes de manipulation et en apprenant à dire non lorsque cela est nécessaire.

Bonne nouvelle : nous avons le choix d'alimenter la peur ou la confiance.

C- Déconnexion à nos besoins et sentiments profonds

Nous avons été coupés de nos besoins et de nos sentiments depuis des siècles.

Les besoins fondamentaux de l'être humain

Les besoins fondamentaux de l'être humain sont des éléments essentiels qui doivent être satisfaits pour assurer notre bien-être et notre épanouissement. Ils ont été largement étudiés et développés par le psychologue Abraham Maslow dans sa théorie de la hiérarchie des besoins.

Voici une liste des besoins fondamentaux de l'être humain.

- **Besoins physiologiques** : ce sont les besoins de base nécessaires à la survie, tels que la nourriture, l'eau, le sommeil, la respiration, la santé, l'abri et l'élimination des déchets.
- **Besoins de sécurité** : il s'agit des besoins liés à la sécurité physique, à la stabilité, à l'absence de danger, à la protection contre les menaces, à la sécurité financière, à la santé et à la sûreté.

- <u>Besoins d'appartenance et d'amour</u> : ce sont les besoins de se sentir accepté, aimé, soutenu et connecté avec les autres. Cela inclut les relations familiales, amicales, amoureuses et communautaires.
- <u>Besoins d'estime</u> : il s'agit des besoins liés à l'estime de soi, à la reconnaissance, au respect des autres, à l'appréciation et à l'accomplissement personnel. Cela inclut également le besoin de se sentir compétent et valorisé dans ses activités.
- <u>Besoins d'accomplissement et d'actualisation de soi</u> : ce sont les besoins liés au développement personnel, à l'expression de son potentiel, à la réalisation de ses aspirations et à la recherche de sens et de but dans la vie. Cela implique de poursuivre des objectifs personnels, de se sentir créatif et d'avoir un sentiment de réalisation.

Il est important de souligner que ces besoins ne sont pas hiérarchiques, mais plutôt interconnectés et influencés mutuellement. Leur satisfaction contribue à notre bien-être global et à notre épanouissement. Lorsque ces besoins fondamentaux sont insatisfaits, cela peut entraîner un malaise, des difficultés psychologiques et des problèmes de santé mentale.

Il est également essentiel de reconnaître que les besoins peuvent varier d'une personne à l'autre en fonction de son contexte culturel, social, économique et individuel. En se connectant à ses besoins, on peut mieux comprendre ce qui est important pour soi et comment répondre à ces besoins de manière satisfaisante.

Il existe de nombreuses façons de se connecter à ses besoins, comme la pratique de l'autoréflexion, la méditation, l'écriture, la thérapie, etc. En prenant le temps de mieux comprendre ses besoins et de trouver des moyens de les satisfaire de manière honorable, on peut améliorer sa santé mentale et son bien-être global.

Les sentiments profonds

Souvent, dans notre société moderne, nous sommes encouragés à réprimer ou ignorer nos émotions, ce qui peut entraîner une détérioration de notre santé mentale et de notre qualité de vie.

Se reconnecter à ses sentiments est un processus essentiel pour notre bien-être émotionnel et mental.

Oser exprimer ses sentiments offre de nombreux bienfaits.

- Libération émotionnelle : lorsque nous exprimons nos sentiments, nous les libérons de notre être. Cela nous permet de ne pas les garder enfermés à l'intérieur, ce qui peut créer du stress, de l'anxiété et même des problèmes physiques. En exprimant nos émotions, nous nous donnons la permission de les ressentir pleinement et de les laisser partir.

- Authenticité et connexion : exprimer nos sentiments nous permet d'être authentiques avec nous-mêmes et avec les autres. Cela favorise des relations plus profondes et significatives, car nous sommes capables de partager nos vérités et d'établir une connexion émotionnelle avec les autres.

- Gestion émotionnelle : lorsque nous exprimons nos sentiments, nous prenons conscience de ce qui se passe à l'intérieur de nous et nous pouvons mieux les gérer. Au lieu de refouler nos émotions, nous pouvons les reconnaître, les comprendre et trouver des moyens sains de les exprimer et de les gérer.

- <u>Réduction du stress</u> : lorsque nous gardons nos sentiments pour nous-mêmes, cela crée une tension interne qui peut entraîner du stress. En exprimant nos émotions, nous relâchons cette tension et nous nous sentons soulagés, ce qui réduit le niveau de stress dans notre corps et notre esprit.
- <u>Croissance personnelle</u> : oser exprimer nos sentiments nous pousse à sortir de notre zone de confort et à nous confronter à nos peurs et à nos vulnérabilités. Cela favorise notre croissance personnelle, nous permettant de mieux nous connaître, de développer notre confiance en nous et de renforcer notre estime de soi.
- <u>Équilibre émotionnel</u> : lorsque nous exprimons nos sentiments, nous évitons les extrêmes émotionnels. En reconnaissant et en exprimant nos émotions, nous pouvons trouver un équilibre émotionnel plus sain, ce qui contribue à notre bien-être général.

Il est important de souligner que l'expression de nos sentiments doit être faite de manière respectueuse envers nous-mêmes et envers les autres. Il est également important d'être à l'écoute de nos propres limites et de prendre le temps de prendre soin de nous lorsque nous nous engageons dans ce processus.

En conclusion, oser exprimer nos sentiments offre de nombreux bienfaits pour notre bien-être émotionnel, mental et relationnel. Cela nous permet de nous reconnecter à nous-mêmes, d'établir des connexions authentiques avec les autres, de gérer nos émotions de manière saine et de favoriser notre croissance personnelle.

Bonne nouvelle : nous sommes libres de nous reconnecter à nos besoins et à nos sentiments, **c'est aussi une question de CHOIX.**

✱<u>Maintenant à vous</u> (notez-le dans votre cahier)

- Qu'avez-vous appris et retenu de ce chapitre ?

- Posez-vous ces questions : comment vous sentez-vous ? Quels sont vos besoins ? Quels sont vos sentiments profonds ?

<u>CHAPITRE II - La reconnexion à soi</u>

A- <u>Prendre conscience de nos blessures physiques</u>

L'importance de l'écoute de votre corps dans le processus de guérison

« Le corps a toujours raison » est un principe fondamental pour la guérison intérieure. Notre corps est notre temple et notre instrument de navigation dans la vie. Il est en constante communication avec notre esprit, notre âme et notre environnement. Cependant, nous avons tendance à ignorer les signaux que notre corps nous envoie, comme la fatigue, la douleur, les maux de tête, les troubles digestifs et bien d'autres encore.

Ces signaux sont souvent des indicateurs de problèmes sous-jacents qui vous sont adressés. Par exemple, le stress émotionnel peut se manifester par des douleurs musculaires, une tension dans la poitrine ou une respiration sifflante. Si nous ignorons ces signes, nous risquons de développer des troubles plus graves, comme des maladies chroniques.

Apprendre à écouter son corps et à reconnaître les signaux qu'il envoie est donc essentiel pour maintenir notre santé et notre bien-être. Cela implique également de comprendre l'impact des émotions, du stress et des pensées sur notre corps. Les émotions négatives, comme la colère, l'anxiété et la tristesse, peuvent causer des tensions musculaires, des douleurs articulaires et des maux de tête. Le stress chronique peut également provoquer des troubles digestifs, des troubles du sommeil et des problèmes cardiaques.

B- <u>Savoir écouter ses besoins</u>

Il est important de se connaître soi-même, d'écouter nos propres besoins et de les honorer pour favoriser notre épanouissement personnel.

La connaissance de soi est essentielle dans le processus de guérison car elle permet de comprendre les sources de nos douleurs émotionnelles, de nos blocages et de nos maladies. En nous connaissant mieux, nous pouvons identifier les schémas de pensée et de comportement qui nous limitent et travailler à les transformer.

La connaissance de soi peut également nous aider à mieux gérer notre stress et nos émotions, car nous apprenons à reconnaître les déclencheurs et les signaux de notre corps lorsque nous sommes en déséquilibre émotionnel. Cela nous permet de prendre des mesures préventives pour éviter de tomber dans des schémas négatifs et de maintenir notre équilibre émotionnel.

La guérison peut être facilitée en se connectant à ses émotions, ses ressentis et en prenant le temps de se connaître soi-même.

La reconnexion à nos besoins fondamentaux

Lorsque ces besoins fondamentaux sont insatisfaits, cela peut entraîner un malaise, des difficultés psychologiques et des problèmes de santé mentale.

Se connecter à ses besoins est un élément important de la santé mentale et du bien-être. Les besoins sont des éléments fondamentaux qui permettent de maintenir l'équilibre physique, mental et émotionnel. En se connectant à ses besoins, on peut mieux comprendre ce qui est important pour soi et comment répondre à ces besoins de manière satisfaisante.

Ses bienfaits

Lorsque l'on est connecté à ses besoins, cela peut aider à :

- Réduire le stress et l'anxiété : en sachant ce qui est important pour soi, on peut prendre des décisions qui correspondent à ses besoins et éviter des situations qui pourraient causer du stress ou de l'anxiété.

- Améliorer les relations : en comprenant ses besoins, on peut mieux communiquer ses attentes et ses limites dans les relations, ce qui peut aider à établir des relations plus saines et plus nourrissantes.

- Favoriser l'estime de soi : en reconnaissant ses besoins et en y répondant de manière satisfaisante, on peut renforcer l'estime de soi et le sentiment de valeur personnelle.

- Améliorer la qualité de vie : en étant connecté à ses besoins, on peut vivre une vie plus satisfaisante et plus épanouissante, en sachant ce qui est important pour soi et en y répondant de manière satisfaisante.

Bonne nouvelle : il existe de nombreuses façons de se connecter à ses besoins, comme la pratique de l'autoréflexion, la méditation, l'écriture, la thérapie, etc. En prenant le temps de mieux comprendre ses besoins et de trouver des moyens de les satisfaire de manière satisfaisante, on peut améliorer sa santé mentale et son bien-être global.

✶<u>**Maintenant à vous**</u> (notez-le dans votre cahier)

Que choisissez-vous de mettre en place pour vous-même afin de vous reconnecter à vos besoins ?

C- <u>**La reconnexion à nos sentiments profonds et ses bienfaits**</u>

Se reconnecter à ses sentiments est un processus essentiel pour notre bien-être émotionnel et mental. Oser exprimer ses sentiments offre de nombreux bienfaits :

- <u>Libération émotionnelle</u> : lorsque nous exprimons nos sentiments, nous les libérons de notre être. Cela nous permet de ne pas les garder enfermés à l'intérieur, ce qui peut créer du stress, de l'anxiété et même des problèmes physiques. En exprimant nos émotions, nous nous donnons la permission de les ressentir pleinement et de les laisser partir.

- <u>Authenticité et connexion</u> : exprimer nos sentiments nous permet d'être authentiques avec nous-mêmes et avec les autres. Cela favorise des relations plus profondes et significatives, car nous sommes capables de partager nos vérités et d'établir une connexion émotionnelle avec les autres.

- <u>Gestion émotionnelle</u> : lorsque nous exprimons nos sentiments, nous prenons conscience de ce qui se passe à l'intérieur de nous et nous pouvons mieux les gérer. Au lieu de refouler nos émotions, nous pouvons les reconnaître, les comprendre et trouver des moyens sains de les exprimer et de les gérer.

- <u>Réduction du stress</u> : lorsque nous gardons nos sentiments pour nous-mêmes, cela crée une tension interne qui peut entraîner du stress. En exprimant nos émotions, nous relâchons cette tension et nous nous sentons soulagés, ce qui réduit le niveau de stress dans notre corps et notre esprit.

- <u>Croissance personnelle</u> : oser exprimer nos sentiments nous pousse à sortir de notre zone de confort, à nous confronter à nos peurs et à nos vulnérabilités. Cela favorise notre croissance personnelle, nous permettant de mieux nous connaître, de développer notre confiance en nous et de renforcer notre estime de soi.
- <u>Équilibre émotionnel</u> : lorsque nous exprimons nos sentiments, nous évitons les extrêmes émotionnels. En reconnaissant et en exprimant nos émotions, nous pouvons trouver un équilibre émotionnel plus sain, ce qui contribue à notre bien-être général.

Il est important de souligner que l'expression de nos sentiments doit être faite de manière respectueuse envers nous-mêmes et envers les autres. Il est également important d'être à l'écoute de nos propres limites et de prendre le temps de prendre soin de nous lorsque nous nous engageons dans ce processus.

En conclusion, oser exprimer nos sentiments offre de nombreux bienfaits pour notre bien-être émotionnel, mental et relationnel. Cela nous permet de nous reconnecter à nous-mêmes, d'établir des connexions authentiques avec les autres, de gérer nos émotions de manière saine et de favoriser notre croissance personnelle.

✸<u>Maintenant à vous</u> (notez-le dans votre cahier)

Que choisissez-vous de mettre en place pour vous-même afin de vous reconnecter à vos sentiments profonds ?

D- <u>L'acceptation de soi et de nos blessures physiques</u>

Voyons l'importance de l'acceptation de soi et de nos blessures physiques dans le processus de guérison.

La guérison ne se limite pas seulement à la résolution des symptômes physiques, mais englobe également l'acceptation de soi dans toutes ses dimensions, y compris nos blessures physiques.

Commencez par prendre conscience de vos blessures, qu'elles soient visibles ou invisibles. Reconnaissez que votre corps a une histoire unique, marquée par des expériences passées, des accidents, des maladies ou des handicaps. Permettez-vous d'observer et de ressentir vos blessures sans jugement ni résistance, en reconnaissant qu'elles font partie intégrante de votre parcours de vie.

✳**<u>Maintenant à vous</u>** (notez-le dans votre cahier)

Listez <u>toutes</u> vos blessures physiques, quelles qu'elles soient.

E- <u>La communication efficace avec notre corps</u>

La maladie = le « mal a dit »

Explorez les différentes façons de communiquer avec votre corps de manière bienveillante et respectueuse. Apprenez à écouter attentivement les signaux que votre corps vous envoie, qu'il s'agisse de douleur, de tension, de fatigue ou d'autres sensations. Développez une connexion plus profonde avec notre corps et apprenez à interpréter ces signaux comme des messages qui nous guident vers des ajustements et des soins appropriés.

L'interprétation des signaux corporels

Plongez dans l'interprétation des signaux de notre corps et de leurs significations émotionnelles et symboliques. Reconnaissez que vos blessures physiques peuvent être liées à des blessures émotionnelles plus profondes et à des schémas de pensées limitantes. En développant une compréhension holistique de vos blessures physiques, vous pouvez explorer les messages qu'elles vous transmettent et entamer le processus de guérison à tous les niveaux.

Comment communiquer efficacement avec votre corps

Il est important de reconnaître que notre corps communique avec nous tout le temps, que ce soit à travers des sensations physiques, des émotions ou des intuitions. Cependant, il peut être difficile de comprendre ce que notre corps essaie de nous dire.

Pour communiquer efficacement avec votre corps, voici quelques astuces :

- <u>Prenez le temps d'écouter votre corps</u> : connectez-vous à votre corps chaque jour en pratiquant des techniques de relaxation comme la méditation, la respiration profonde ou encore le yoga. Ensuite, posez des questions à votre corps et écoutez les réponses.

- <u>Soyez attentif aux signaux de votre corps</u> : apprenez à reconnaître les signaux que votre corps vous envoie, tels que la douleur, la fatigue, les maux de tête, les tensions musculaires, etc.

- <u>Soyez à l'écoute de vos émotions</u> : les émotions que nous ressentons sont souvent liées à des sensations physiques dans notre corps. Par exemple, le stress peut se manifester par des tensions musculaires, des maux de tête ou des douleurs dans le dos. En étant à l'écoute de nos émotions, nous pouvons mieux comprendre les signaux de notre corps.

- <u>Soyez curieux</u> : posez des questions à votre corps et soyez curieux des réponses que vous recevez. Par exemple, demandez à votre corps ce dont il a besoin pour se sentir mieux, comment vous pouvez prendre soin de lui, ou encore comment vous pouvez guérir une douleur ou une maladie.

Conseil : et si vous utilisiez votre corps comme pendule...

Quand j'étais jeune, j'interrogeais déjà mon corps afin de connaître des réponses.

Étant auditive, je lui demandais par exemple : « si la réponse est "non", siffles à l'oreille droite et si la réponse est "oui", siffles à l'oreille gauche » (sens-toi libre de choisir en fonction de ta sensibilité et du dialogue que tu souhaites avoir avec).

C'est sûrement la raison pour laquelle aujourd'hui j'ai quelques soucis auditifs car, à force d'entendre des choses désagréables, mon audition s'est modifiée...

J'ai appris aussi, grâce à l'utilisation de pierres différentes en fonction de leurs propriétés, à décoder dans mon corps les réactions de celui-ci.

✱Maintenant à vous (notez-le dans votre cahier)

Et vous, comment communiquez-vous avec votre corps ?

Quelle méthode choisissez-vous d'adopter maintenant en conscience afin d'être plus à l'écoute de votre corps ?

CHAPITRE III - L'alignement

« Je pense, je dis ce que je pense et je fais ce que je dis », théorie de l'exemplarité.

L'alignement entre penser, dire et faire est un concept qui souligne l'importance d'être cohérent et congruent dans nos pensées, nos paroles et nos actions. Cela signifie que nos pensées, nos paroles et nos actions sont en harmonie les uns avec les autres et qu'il n'y a pas de contradiction ou de désalignement entre eux.

Lorsque nous sommes alignés, nos pensées sont en accord avec nos paroles et nos actions. Nous pensons de manière positive et constructive, nous exprimons nos pensées de manière claire et authentique, et nous agissons en accord avec nos valeurs et nos intentions. Cela crée une unité et une force intérieure, ce qui renforce notre intégrité personnelle et notre influence sur les autres.

En revanche, lorsque nous ne sommes pas alignés, il peut y avoir des contradictions entre nos pensées, nos paroles et nos actions. Par exemple, si nous disons que nous voulons être en bonne santé, mais que nous avons des pensées négatives sur notre corps et que nous ne prenons pas soin de nous-mêmes, il y a un désalignement. Cela crée un sentiment de disharmonie et peut entraîner des conflits internes et des frustrations.

L'alignement entre penser, dire et faire est essentiel pour notre bien-être et notre croissance personnelle. Cela nous permet d'être authentiques, de vivre en accord avec nos valeurs et de cultiver des relations saines et significatives. Lorsque nous sommes alignés, nous sommes également plus confiants, plus cohérents et plus efficaces dans nos actions.

Pour cultiver cet alignement, il est important de pratiquer la conscience de soi et l'observation de nos pensées, nos paroles et nos actions. Cela implique d'être attentif à nos pensées et de vérifier si elles sont en accord avec nos paroles et nos actions. Si nous identifions des désalignements, nous pouvons travailler sur eux en ajustant nos pensées, en améliorant notre communication et en prenant des mesures concrètes pour agir en accord avec nos intentions.

L'alignement entre penser, dire et faire demande de la pratique et de la vigilance, mais il peut avoir un impact profond sur notre bien-être, notre confiance en nous-mêmes et nos relations avec les autres. En étant intentionnels dans notre alignement, nous sommes mieux en mesure de créer une vie épanouissante et alignée avec nos aspirations les plus profondes.

✳<u>Maintenant à vous</u> (notez-le dans votre cahier)

Que retenez-vous de ce chapitre ?

CHAPITRE IV - Les outils

A- L'utilisation du dictionnaire des malaises et des maladies de Jacques Martel

Il existe de nombreux ouvrages sur le sujet. *C'est celui que j'utilise à chaque fois que mon corps me donne un signal.*

Le livre "Le grand dictionnaire des malaises et des maladies" – *personnellement, je l'ai renommé « le grand dictionnaire de la santé » afin d'exprimer une intention positive* - est un outil précieux pour aider à identifier les causes émotionnelles de la maladie. Il répertorie les maladies et les malaises courants ainsi que les émotions et les pensées qui y sont associées. En comprenant les causes émotionnelles cachées, il est possible de travailler sur ces problèmes afin de rétablir l'équilibre émotionnel et de guérir le corps. Cela vous permet d'approfondir votre compréhension de vous-mêmes et d'entreprendre des actions de guérison appropriées.

Il suffit de chercher le malaise ou la maladie qui vous concerne, puis de lire les émotions et les pensées associées. Il est important de garder à l'esprit que les émotions et les pensées ne sont pas des causes directes de la maladie, mais plutôt des indicateurs de l'état émotionnel de la personne. En travaillant sur ces aspects, il est possible de réduire les symptômes et de favoriser la guérison.

En acceptant notre corps tel qu'il est, avec ses blessures et ses cicatrices, nous libérons de l'énergie précieuse pour la guérison et la transformation.

<u>**Conseil**</u> : pour ceux qui vont acquérir ce dictionnaire, lisez bien toute l'introduction. Il y est aussi expliqué dans la version que j'ai à la page 21 **la technique d'intégration par prononciation monosyllabique rythmique et séquentielle**. C'est très important car cette lecture spécifique va agir sur un autre niveau de conscience.

Grâce à la compréhension de la maladie et avec cette technique répétée jusqu'à ce que le mal disparaisse, il m'est très souvent arrivé de transmuter des rhumes ou autres troubles rien qu'en une seule lecture avec la technique d'intégration et de voir qu'à mon réveil le symptôme avait disparu.

Voyez la maladie comme un ami qui vous veut du bien et qui est juste là pour vous alerter. Sans écoute de votre part, il va frapper de plus en plus fort jusqu'à ce que vous compreniez enfin le message ou pas.

Mais, s'il vous plaît, ne me croyez pas, expérimentez et voyez... Sinon, continuez et assurez-vous bien d'avoir visité toutes les déclinaisons du mal-être.

***<u>Maintenant à vous</u>** (notez-le dans votre cahier)

Écrivez les points principaux retenus et quel enseignement en retirer pour chaque blessure physique. Listez pour chacune d'elle l'avantage ou l'inconvénient qui en ressort.

L'acceptation de soi est une étape essentielle dans notre cheminement de guérison, car elle nous permet d'aimer et de prendre soin de nous-mêmes de manière inconditionnelle. En embrassant notre corps dans sa totalité, nous ouvrons la porte à une guérison profonde et à une vie épanouissante.

B- Autres outils pour mieux comprendre notre corps

Apprenez à faire confiance à votre corps en tant que guide précieux sur votre chemin de guérison. Il existe de nombreux outils que vous pouvez utiliser pour mieux comprendre votre corps, tels que :

- Le journal de bord : tenir un journal de bord est un excellent moyen de noter vos sensations corporelles, vos émotions et vos pensées. Cela vous permettra de mieux comprendre les liens entre ces différentes choses et d'identifier les habitudes qui peuvent nuire à votre bien-être.

- Les techniques de relaxation : les techniques de relaxation comme la méditation, la respiration profonde, le yoga, la visualisation ou la sophrologie sont des outils puissants pour vous aider à vous connecter avec votre corps et à mieux comprendre ses signaux.

- La pratique de l'automassage : en pratiquant l'auto massage, vous pouvez mieux comprendre votre corps et ses besoins. En massant des zones de votre corps, vous pouvez identifier les zones de tension, de douleur ou de blocage.

- Les thérapies alternatives : les thérapies alternatives, telles que l'acupuncture, l'ostéopathie, la chiropraxie, la réflexologie ou la naturopathie sont également des outils efficaces pour comprendre votre corps et ses besoins.

Ces thérapies peuvent vous aider à identifier les blocages énergétiques et à les libérer pour favoriser la guérison.

✳<u>Maintenant à vous</u> (notez-le dans votre cahier)

Que choisissez-vous de mettre en place pour vous-même ?

<u>CHAPITRE V - La guérison de nos blessures émotionnelles</u>

La guérison peut être facilitée en se connectant à ses émotions, ses ressentis et en prenant le temps de se connaître soi-même.

A- <u>Les 5 blessures de l'âme</u>

Je vais vous parler du livre *"Les cinq blessures qui empêchent d'être soi-même"* de Lise Bourbeau, tout en sachant qu'il peut exister de nombreuses autres blessures de l'âme, mais certaines peuvent être considérées comme des variations ou des combinaisons de celles-ci et la liste est non exhaustive.

Ce livre a été très compliqué à lire pour moi et il le sera peut-être pour vous aussi. Il va toucher à nos propres blessures et bien sûr cela peut être désagréable et en même temps, il est important de les revisiter afin de les libérer.

Les 5 blessures de l'âme décrites par Lise Bourbeau sont le rejet, l'abandon, l'humiliation, la trahison et l'injustice.

B- <u>L'impact de ces blessures sur notre vie et leur guérison</u>

Lise Bourbeau dit que nous en avons TOUS les quatre blessures (le rejet, l'abandon, la trahison et l'injustice) en nous et certains ont en plus la blessure d'humiliation.

Personnellement, je ne pensais pas avoir la blessure d'humiliation mais tout compte fait, je les avais toutes. Je vous conseille vivement de vous procurer ce livre car je retourne régulièrement le consulter si besoin (cf. bibliographie fin du livre).

En voici une description rapide (sans parler des masques et de la description physique) :

- <u>La blessure d'abandon</u> : cette blessure se produit lorsque nous avons l'impression que nous avons été abandonnés, rejetés ou que nous avons perdu quelque chose ou quelqu'un de précieux. Cela peut se produire à n'importe quel moment de notre vie, pas seulement pendant notre enfance. Cette blessure peut nous amener à chercher l'attention et la validation des autres de manière excessive, à avoir des relations co-dépendantes ou à éviter les relations intimes de peur d'être rejetés.

Pour guérir cette blessure, il est important de travailler sur l'amour de soi, la confiance en soi et la capacité à être autonome.

- <u>La blessure de rejet</u> : cette blessure se produit lorsque nous sommes rejetés ou que nous avons le sentiment de ne pas être aimés ou acceptés tels que nous sommes. Cela peut nous amener à nous critiquer constamment, à nous juger, nous comparer aux autres, ou encore à chercher l'approbation des autres de manière excessive.

Pour guérir cette blessure, il est important de travailler sur l'estime de soi, la compassion envers soi-même et la capacité à accepter l'amour et l'acceptation des autres.

- <u>La blessure d'humiliation</u> : cette blessure se produit lorsque nous avons été humiliés, critiqués ou rejetés de manière publique ou privée. Cela peut nous amener à nous sentir impuissants, à manquer de confiance en soi et à avoir peur d'être vulnérables.

Pour guérir cette blessure, il est important de travailler sur l'acceptation de soi, la confiance en soi et la capacité à être vulnérable.

- <u>La blessure de trahison</u> : cette blessure se produit lorsque nous avons été trahis, lorsque l'on nous a mentis ou trompés. Cela peut nous amener à avoir du mal à faire confiance aux autres, à être paranoïaques ou à nous sentir en sécurité.

Pour guérir cette blessure, il est important de travailler sur la confiance en soi, la capacité à faire confiance aux autres et la capacité à pardonner.

- <u>La blessure d'injustice</u> : cette blessure se produit lorsque nous avons été victimes d'injustice, que ce soit en termes de traitement équitable ou de justice sociale. Cela peut nous amener à nous sentir impuissants, à perdre confiance en nos capacités et à nous sentir déconnectés de notre propre pouvoir.

Pour guérir cette blessure, il est important de travailler sur la confiance en soi, la compassion envers soi-même et la capacité à agir avec intégrité et justice.

L'une des premières mesures à prendre pour guérir une blessure de l'âme est d'**en prendre pleine conscience**. Cela nécessite parfois de lâcher-prise et de se recentrer sur ses peurs. Ces blessures intérieures quelques fois ancrées au plus profond de nous-même sont génératrices d'émotions négatives.

En résumé, chacune de ces blessures peut affecter notre vie de manière profonde et nous empêcher de vivre pleinement. Cependant, il est possible de guérir ces blessures en travaillant sur notre amour de soi, notre confiance en soi, notre capacité à être vulnérable et à faire confiance aux autres, notre compassion envers nous-mêmes et notre capacité à agir avec intégrité et justice. Commencer par en prendre conscience et faites-vous accompagner par un coach ou un thérapeute.

✷<u>Maintenant à vous</u> (notez-le dans votre cahier)

Écrivez les points principaux retenus et quel enseignement retirer de chaque blessure émotionnelle, listez pour chacune l'avantage ou l'inconvénient qui en ressort pour vous.

PORTE 3

FAIRE LA PAIX AVEC SON PASSÉ

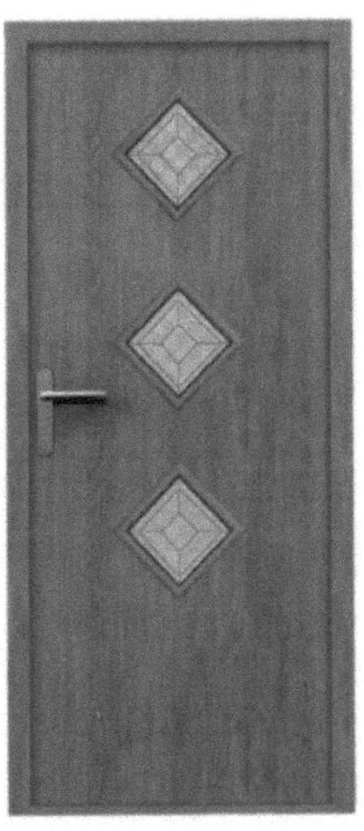

…Invitation à ouvrir…

<u>**CHAPITRE I - Revisiter son passé**</u>

La réconciliation avec le passé est importante. La guérison implique souvent de travailler sur les blessures ou des traumatismes du passé pour les libérer et les laisser derrière soi, d'écouter ses besoins en priorité puis celui de l'autre aussi, de se pardonner d'avoir pu créer consciemment ou inconsciemment de telles histoires et d'avancer dans sa vie.

Personnellement, j'ai été très bien accompagnée et je remercie infiniment tous les êtres qui ont été présents. Je vous donne ici quelques clés parmi tant d'autres qui m'ont permis de m'en sortir et d'ouvrir les portes vers mon chemin de guérison.

<u>A- L'importance de l'expression de soi : oser dire ce que l'on a cru</u>

Dans votre parcours de guérison, il est crucial de revisiter votre passé et d'explorer les différentes dimensions qui y sont liées. Cela implique de vous exprimer pleinement, d'oser dire ce que vous pensez et ressentez, et de prendre conscience de l'impact que votre histoire a sur votre guérison.

L'expression de soi est un élément clé dans ce processus. Il est important de donner une voix à vos émotions, vos pensées et vos expériences passées. Osez dire ce que vous avez gardé en vous pendant si longtemps, que ce soit de la colère, de la tristesse, de la frustration, de la culpabilité ou même de la joie. En exprimant vos vérités intérieures, vous libérez des charges émotionnelles qui peuvent entraver votre guérison.

Cette expression de soi peut se faire de différentes manières : à travers l'écriture, la parole, l'art, la danse ou toute autre forme d'expression créative qui résonne en vous. Trouvez le moyen qui vous convient le mieux pour communiquer votre vérité et explorez les bienfaits thérapeutiques de cette libération émotionnelle.

L'écriture peut être une méthode efficace pour libérer ses émotions et explorer ses pensées. En écrivant sur ses expériences, ses sentiments et ses idées, on peut se comprendre davantage et trouver des solutions à ses problèmes

Même si ce n'est que ma vision, il est important d'oser dire (ou oser se dire) les choses et aussi les partager afin que les autres puissent, s'ils en ont envie, parcourir ce cheminement intérieur.

Je pense donc je dis, ou j'écris.

La reprise de votre « histoire » est également une étape essentielle. Cela signifie arrêter de la nier et enfin prendre conscience de l'impact que votre passé a sur votre présent et votre capacité à guérir. Explorez les schémas récurrents, les blessures non guéries et les croyances limitantes qui peuvent être liées à votre histoire personnelle.

<u>**BONNE NOUVELLE**</u> : votre passé ne définit pas qui vous êtes aujourd'hui.

Vous avez **le pouvoir et aussi la liberté** de reprendre votre histoire et de la transformer en une source d'inspiration et de résilience. En honorant votre passé, en vous exprimant pleinement et en explorant les leçons qu'il contient, vous ouvrez la voie à une guérison profonde et à une transformation positive dans votre vie.

B - <u>La reprise de notre « histoire » et son impact sur la guérison</u>

En revisitant votre passé avec une attitude d'ouverture et de bienveillance envers vous-même, vous pouvez identifier les facteurs qui contribuent à votre douleur et à vos blocages. Prenez le temps de réfléchir à ces éléments et d'en tirer des enseignements précieux. Cela vous permettra de vous libérer des schémas négatifs et de créer de nouvelles opportunités de guérison et de croissance.

Pour illustrer ce chapitre, je vais oser dire ma vision de mon « histoire ».

Je vais ici vous conter une petite partie de ma vie telle que je l'ai ressenti sur le moment et je vais la décortiquer dans ce chapitre afin d'en tirer des leçons.

Vous pouvez ne pas la lire, libre à chacun, car c'est l'histoire qui m'apparaissait à l'époque. Je la note ici afin que vous puissiez en faire autant avec votre « histoire » et, bien sûr, vous faire accompagner par des personnes compétentes afin d'y voir plus clair en vous.

<u>Reprendre sa responsabilité</u>

Dans toute histoire, il est important de prendre à 100 % sa part de responsabilités, conscientes ou inconscientes, tout en sachant que l'autre est responsable aussi à 100 % de sa part de responsabilités.

✳<u>Maintenant à vous</u> (notez-le dans votre cahier)

Écrivez les points principaux retenus de ces deux premiers paragraphes.

Ma vie fut remplie de dualité, de joie et de blessures conscientes et inconscientes mais, en y réfléchissant bien, **je l'accepte telle qu'elle a été**, sinon je ne serai pas la personne que je suis maintenant, pleine d'énergie et de confiance en la vie.

De plus, je ne ressemble plus à la personne de l'histoire. C'est la raison pour laquelle j'appellerai mon personnage Mariette (la contraction de mes deux prénoms Martine, mon premier, et de Juliette, mon second).

Si vous désirez passer mon « histoire » et aller directement analyser votre histoire, allez à la page 91 à partir de « *<u>Maintenant à vous</u> ».

C - <u>L'histoire de Mariette</u>

Je n'accuse personne, je ne relate que des faits.

1 - <u>Son enfance angevine (49)</u>

- *Situation familiale*

Mariette s'est sentie énormément blessée pendant son enfance et a eu du mal à trouver sa place dans sa famille et, par la suite, dans sa vie.

Sa vie terrestre commença le 21 septembre 1962, après neuf mois passés dans le ventre de sa mère avec sa sœur jumelle.

Mariette est née à Poitiers, cinq minutes avant sa sœur jumelle, le cordon ombilical enroulé autour de son cou. Elle a eu quatre sœurs. Elle faisait partie d'une famille de sept personnes.

Elle ne se souvenait de son enfance qu'à partir de ses cinq ou six ans. Tous ses souvenirs antérieurs n'ont été construits que d'après les photos et les dires de sa famille.

À l'âge de quatre ans, il lui est arrivé un événement, une agression sexuelle. Elle le comprendra beaucoup plus tard, mais cela transformera totalement sa vision de la vie.

Plus tard, elle se souviendra uniquement que sa marraine lui avait dit en passant devant une maison : « Ne remonte plus jamais cet escalier ».

Ainsi, enfant, elle était une petite fille réservée, timide et introvertie.

Mariette a été la seule à avoir comme deuxième prénom celui de sa grand-mère paternelle et, comme marraine, la demi-sœur de son père. Ses autres sœurs ont été rattachées au côté maternel.

Son père, qui n'avait connu que la guerre et la violence dans sa vie, espérait tellement avoir un garçon. Aussi n'ayant eu que des filles avec sa femme, il choisit d'élever Mariette à la dure, comme un garçon manqué, et elle se faisait frapper régulièrement.

Son enfance fut très perturbée. Elle n'avait aucune estime et aucune confiance en elle. Elle passait tout son temps libre chez le dentiste à se faire soigner les dents (le mal dedans…).

À partir de ses treize ans, elle a arrêté de manger à table avec sa famille car ce n'était qu'un éternel conflit entre son père et elle. Elle préférait se goinfrer avant l'heure des repas et rester enfermée dans sa chambre, prétextant qu'elle n'avait pas faim, pour limiter les conflits.

N.B : nos parents (comme nous) ont fait de leur mieux avec ce qu'ils ont appris et vécu aussi.

<u>La leçon apprise</u> : nos pensées, nos actes, notre éducation (vécus, conscients ou inconscients) ont créé notre histoire. C'est une charge émotionnelle qui existe.

- ***Sa scolarité***

À l'école primaire, en CP, c'était l'époque de l'apprentissage de l'écriture avec le stylo plume et l'encrier.

Mariette n'était pas très soigneuse et se souvient de son instituteur qui lui vidait son cartable régulièrement sur la table afin qu'elle le remette en ordre.

Non seulement elle recevait des coups de règles sur les doigts car sa feuille était souvent tachée, mais en plus, l'instituteur la punissait en l'obligeant à rester debout au coin de la classe pendant la classe face au tableau noir avec un bonnet d'âne, les bras dans le dos. Comme si cela ne suffisait pas, pendant la récréation, plutôt que de jouer avec ses camarades, elle était punie et elle se souvient avoir été obligée, une fois, de tourner autour de la cour de récréation avec son bonnet d'âne et une ardoise accrochée autour de son cou où il était inscrit « Je suis un âne ».

<u>La leçon apprise</u> *: nul n'a le droit de nous maltraiter.*

Et comme l'a dit le conférencier Idriss Aberkane : **« L'école devrait viser l'épanouissement. Mais le problème est que l'école vient de la révolution industrielle et elle vise plus la productivité que l'épanouissement. »**

En classe de quatrième, elle a eu la chance d'étudier avec un professeur de mathématiques, Mme Roux, qui lui a dit un jour : **« Tu peux y arriver toi aussi »***, et elle l'a crue.*

À partir de ce jour, elle avait généralement 20/20 en maths et elle était très déçue lorsqu'elle avait moins que 18/20. Son estime commençait à revenir. Mais la jalousie de certaines de ses sœurs apparaissait.

Elle avait réussi son bac du premier coup et poursuivit avec une "Année de Recyclage Scientifique"(ARS) avec succès où tout lui semblait facile sans aucun effort. À un certain moment, elle sentait même pouvoir « toucher » l'infini, l'infiniment grand…

Mais elle ne rêvait qu'à une chose à l'époque : partir suivre une école de photographie dans le sud et devenir photographe professionnelle.

- **Ses ressources salvatrices**

À sa communion, on lui demanda ce qui lui ferait plaisir. Elle avait reçu par son parrain son premier appareil photo instamatic et par sa marraine son premier poste radio-cassette.

Elle se sentait comblée.

Sa maman, voyant qu'elle adorait faire des photos, lui offrit son appareil photo, un Foca entièrement manuel. Quel bonheur pour elle !!!

Son père lui avait appris à dessiner avec patience. En classe de quatrième encore, elle se souvient d'une sortie scolaire en dessin où elle devait dessiner la ferme qu'elle voyait en face. C'est grâce à la photo, au dessin et à la vibration musicale, que Mariette s'épanouissait et elle développa, entre autres, ses capacités créatives, visuelles, auditives et intuitives.

Son relationnel

Enfant, Mariette était très réservée et solitaire, aussi elle avait très peu, voire pas d'amis.

À son adolescence, elle était recouverte d'acné, une manière inconsciente de se protéger des autres.

À partir de treize ou quatorze ans, s'échappant régulièrement de chez ses parents, elle partait régulièrement avec des amis en stop à des festivals de musique ou elle partait passer des week-ends entre amis au bord de l'océan en camping sauvage.

Même si certains garçons tournaient autour d'elle, elle n'y prêtait pas attention et elle les rejetait.

Ce n'est qu'à partir de ces dix-sept ans qu'elle prit conscience qu'elle pouvait vraiment plaire et en profita un maximum pour s'amuser et vivre au jour le jour pendant quelques années.

C'est à vingt ans qu'elle rencontra Pascal, qui venait tout juste de se séparer de sa copine car, à l'accouchement de celle-ci, l'enfant n'était pas de lui mais de son autre ami, africain.

Profondément blessé, il en a profité pour blesser à son tour Mariette.

A)   <u>L'appel à l'aventure</u> : l'envol

Son premier CDI

Pour payer ses études et ses quelques loisirs, Mariette passait la moitié de ses vacances scolaires à travailler dans une usine. Satisfait par la qualité du travail, l'employeur proposa à sa sœur jumelle et à elle d'être embauchées en CDI.

Sa sœur était heureuse mais Mariette était indécise. Avec ce contrat, son rêve de faire son école de photographie s'éloignait mais, d'un autre côté, cela lui permettait d'espérer trouver un logement et ainsi de quitter le milieu familial plus rapidement. Elles acceptèrent.

- **Son premier logement**

On lui proposa très rapidement un appartement dans la même ville que sa famille, elle quitta le cocon familial et s'envola vers une indépendance relative.

Elle devait se reconstruire après son expérience sentimentale avec Pascal. Elle travailla et s'enferma chez elle pendant un an, avec la peur au ventre de le croiser à nouveau.

Un ancien ami, Polo, motard, tenta une expérience sentimentale avec elle mais elle n'était pas prête à s'attacher à qui que ce soit.

Par l'intermédiaire de sa sœur, elle rencontra un autre groupe de motards. Sa vie est non-stop. Elle jonglait alors entre travail, fête, moto, alcool. Chaque mois défile en quinze jours de java et quinze jours où elle est obligée de se serrer la ceinture car les finances ne suivent pas.

Puis, elle sort avec un petit copain pendant sept ans. Tout est parfait sentimentalement pour eux, mais elle ne se sentait pas épanouie professionnellement. Elle décida de passer des concours. Tout va très vite. Elle est mutée en quelques mois en région parisienne.

- *La vie parisienne (94)*

Pour commencer, Mariette fait la navette entre Paris et Angers et passe un concours qu'elle réussit. Mais quatre mois après, premier choc : son père décède. Suivi d'un deuxième choc : son petit copain, après l'avoir demandée en mariage, se rétracte. Elle ne comprend pas, elle tombe en dépression puis décide de tout arrêter et d'enfin vivre pour elle.

Sa vie fut une suite d'emplois avec des tas d'heures supplémentaires, qu'elle quittait tous les deux ou trois ans, des fiestas, des copains sans attache, des voyages à l'étranger et très peu de sommeil.

Vers trente ans, l'envie de procréer et d'être mère arriva. Elle demanda en vain à ses copains s'ils étaient d'accord pour lui faire un bébé sans engagement. Et, en vue de leur réponse, elle décida d'abandonner ce projet, de tourner la page sur ce désir et de s'amuser.

Une personne qu'elle connaissait depuis un an à son travail mais qui n'était pas de la région s'invita à passer une semaine de vacances chez elle pour découvrir la capitale. Soudain, l'aventure prit une autre tournure.

Cette semaine fut merveilleuse et elle ne s'attendait pas à ce qui suivit.

*Une semaine de rêve entre travail, sorties et relations amoureuses. Et c'est, **sous pilule**, qu'elle tomba enceinte. Elle l'annonça au père, qui voulut rester avec elle. Une nouvelle vie commençait pour elle.*

<u>La leçon apprise</u> *: **L'importance de lâcher prise.** Lorsque les choses doivent se faire, elles se font.*

La famille s'agrandit

À la naissance de leur fille, elle déménagea dans un logement plus grand le mois suivant. Le papa décide, quelques mois plus tard, de démissionner en emmenant son patron aux prud'hommes (tout était bien calculé par avance de sa part) et de venir vivre avec elles.

Puis, une seconde grossesse, non programmée elle non plus mais merveilleuse, s'ensuit.

Autant, le papa s'était bien occupé de son premier enfant après sa naissance, autant son investissement avec la seconde était inexistant jusqu'à ses un an.

De plus, après un an de chômage, Mariette pensa qu'il était temps qu'il envisage de retrouver un travail car toutes les charges reposaient uniquement sur elle, et c'était beaucoup.

Il trouva enfin un travail.

S'ensuit pour elle, un an de congé parental où Mariette court tout le temps avec la poussette double en région parisienne mais le contact social lui manque. Au bout d'un an, elle reprend son emploi à 80 %.

Crèche, école maternelle et travail, c'est la course…

En plus de cela, l'ambiance a beaucoup changé et le travail à temps partiel n'est pas très bien accepté. Quelques années après, le centre ferme et on lui propose une mutation sur Bordeaux, région d'origine du papa.

La vie bordelaise (33)

Le père démissionne pour suivre Mariette. La voilà alors mutée à Bordeaux en 2003 à la Direction départementale de la Gironde pour un poste qui la motive et avec une belle équipe. Quelques mois plus tard, on lui annonce que son poste va bientôt être supprimé. Démotivée et surprise de voir qu'il n'existait pas de Noël à la Direction, elle a eu la chance de soumettre son projet d'en organiser un et son directeur de l'époque qui lui a fait confiance et lui a donné son feu vert.

Après cela, tout est parti en vrille. Mariette a tenté la Direction commerciale, mais malgré sa volonté de bien faire, l'état d'esprit ne lui convenait pas. De plus, le climat familial était tendu, ils avaient hébergé un cousin du père pendant plusieurs mois, les soirées entre les hommes commençaient à devenir de plus en plus alcoolisées, à son grand désespoir, et ils finissaient par partir tous les deux faire la fête en ville tandis que Mariette continuait à s'occuper seule des enfants. Après le départ du cousin, le père continuait à sortir, sous prétexte qu'il s'ennuyait et il rentrait juste avant que Mariette ne parte travailler pour prendre la « relève » (les emmener à l'école, puis ne rien faire à l'appartement). Elle prit alors la décision, à bout de souffle, de demander la séparation et de demander en même temps une mutation au service des Ressources humaines.

Le père ne le supporta pas et décida de lui mener la vie dure. Il se rendit insolvable, fit opposition sur les chèques qu'il lui avait émis pour la reprise de son véhicule et refusa de payer la pension alimentaire.

De plus, Mariette, durant les sept ans passés ensemble, avait bien compris le personnage. Elle avait découvert qu'il agissait tel un caméléon avec les uns et les autres, ainsi il pouvait s'adapter et paraître merveilleux aux yeux de tous. Et cela, elle ne le supportait plus.

À leur séparation, il lui avait en plus dérobé son carnet d'adresses et avait essayé de la dénigrer aux yeux de ses amis et de sa famille, puis il avait demandé à tous de choisir entre lui ou elle. Quelques-uns l'ont cru et c'est ainsi que des séparations se sont produites mais beaucoup lui sont restés fidèles et lui ont répété ses actes malveillants.

En 2005, Mariette changea de travail mais celui-ci se trouvait de l'autre côté de Bordeaux. Après trois inondations coup sur coup dans son logement, plutöt que de reprendre un logement en location, elle envisagea d'investir dans l'immobilier en faisant un crédit pour l'achat d'un appartement HLM en piteux état. Elle était courageuse et savait bricoler, elle passa alors quatre années intensives à le remettre en état avec l'aide de quelques amis fidèles.

Depuis la séparation, comme ses filles étaient avec leur père un week-end sur deux et la moitié des vacances scolaires, Mariette recommença à s'amuser et reprit ses sorties.

De plus, la vie sociale dans cet immeuble était familiale, bienveillante et joyeuse et elle se sentait soutenue et en sécurité.

D'un point de vue professionnel, l'ambiance changea assez vite. Le fait d'être en temps partiel créa des jalousies. La secrétaire, qui était aussi son amie, lui racontait ce que les autres du groupe disaient sur elle pendant son absence. C'est à partir de ce moment que Mariette a commencé à souffrir d'acouphènes. Elle n'en dormait plus. La vie professionnelle était de plus en plus dure, bien que Mariette prît sur elle. En 2009, ce fut le trou noir.

Lorsque le corps dit STOP : son 1er BURN-OUT

En septembre 2009, elle part travailler et, pendant cette journée de travail, elle ne peut s'arrêter de pleurer. Le cœur dit STOP.

Elle prend un rendez-vous avec son médecin qui l'arrête pendant une semaine.

Une fois chez elle, tout semble aller mieux. Elle a même organisé la fête d'anniversaire pour les neuf ans de sa fille et tout se passe à merveille.

La semaine suivante, elle reprend le travail et ça recommence de plus belle : elle pleure, elle pleure, elle pleure et ne peut s'arrêter… Son corps dit STOP.

Elle retourne voir son médecin qui l'arrêtera pendant un an : **c'est le BURN-OUT**.

Mariette ressemble à une loque. Elle n'a plus d'appétit. Elle n'a plus que la peau sur les os. Elle prend énormément de médicaments, d'antidépresseurs et de cachets pour dormir.

Elle est suivie par un psychologue qui lui explique que tout ce qu'elle a vécu dans sa vie professionnelle comme personnelle n'était pas normal.

Toutes ces croyances sont remises en question. C'est un vrai calvaire pour elle. Elle pleure à longueur de journée et son ancien conjoint refuse de s'occuper de ses filles en attendant pour la soulager. Il est toujours dans la colère et il va en profiter pour les manipuler en offrant à chacune d'elle un téléphone, des jeux vidéo, etc.

Le caractère de l'aînée change et s'endurcit. Ni Mariette ni les voisins ne la reconnaissent. Elle devient agressive et colérique, au grand désespoir de Mariette.

Un nouveau souffle grâce à la vente de son appartement

En 2010, Mariette choisit de mettre son appartement en vente, au grand regret de ses voisins. En une semaine, deux propositions et la vente fut signée. Avec tous les travaux qu'elle y avait faits (en plus des mauvaises conditions professionnelles, elle en a laissé la santé), elle a réussi à le revendre deux fois plus cher.

On lui propose un nouveau logement social dans la même ville.

Avec ce nouveau souffle financier, elle change de voiture et reprend le travail en mi-temps thérapeutique.

Heureusement, en un an, les services ont changé et elle se retrouve à travailler avec d'autres personnes et dans une bonne ambiance.

Elle apprend qu'une de ses collègues depuis son départ avait subi elle aussi du harcèlement professionnel et demande à son employeur la raison pour laquelle, ils n'ont rien fait pour calmer la situation. Celui-ci lui répond qu'il n'y avait pas d'écrits et que seuls les écrits restaient.

<u>La leçon apprise</u> : lorsque vous subissez un harcèlement quelconque, notifiez-le par écrit.

La rencontre avec Marie

Ce changement de logement après la vente de son appartement lui a permis de s'ouvrir vers d'autres horizons. Sa coiffeuse lui parla du site OVS qui à l'époque était gratuit. Elle s'inscrit et participe à différentes activités comme la randonnée, des sorties moto, etc.

Un jour, elle essaya le Qi Gong et y rencontra Marie.

Cette rencontre fut magique. Et personne n'aurait pu imaginer que, treize ans après, elles seraient toujours des amies sincères et fidèles.

Auparavant, Mariette ne s'autorisait à sortir que les week-ends où les filles étaient chez leur père. Dorénavant, elle se priorisait davantage.

Tous les jeudis soirs, les deux amies se retrouvaient pour aller danser.

Une voisine venait garder ses filles chez elle. Mariette s'autorisait alors à nouveau à vivre et à s'amuser. C'était des parties de rigolades mémorables à chaque fois et toujours très respectueuses, que du bonheur !!! Et elle en avait bien besoin pour décompresser.

Et cela jusqu'au jour où son employeur lui proposa une mutation à Nantes, ville où elle essayait d'être mutée depuis 22 ans (revoilà le « 22 » dans sa vie) et sur laquelle elle avait tiré un trait (pourquoi Nantes ? Parce que cela lui permettait de se rapprocher de sa famille sans y être trop près, mais elle n'y connaissait personne sauf un couple d'amis). Quelle aventure !!! Le seul souci : elle devait donner une réponse dès le lendemain.

*Elle téléphona à son amie Marie qui lui conseilla de **prendre un bain avec du gros sel et d'aller se coucher en demandant à recevoir la réponse.***

C'est ce qu'elle fit.

À son réveil pour Mariette, c'était une évidence : elle devait accepter cette mutation.

Cela était une question de survie par rapport au père de ses filles et quitter la région était prioritaire pour elle.

Les préparatifs du déménagement

Elle organisa son déménagement, trouva un logement qu'elle a été visiter avec ses filles, qui choisissent chacune leur chambre, elle leur montra leur future école et tout semblait les enchanter. Elles se photographiaient toutes les deux dans leur nouveau lieu de vie en riant.

Après le retour de la visite du nouvel appartement à Nantes à la fin du mois de mai, le père avait dit à sa fille aînée que si elle voulait rester vivre sur Bordeaux, elle devait porter plainte contre sa mère et que, comme cela, elle pourrait rester vivre avec son père à Bordeaux.

Elle n'arrêtait pas de dire à sa mère de la taper pour qu'elle puisse porter plainte contre elle.

La tension était palpable entre Mariette et sa fille ainée et, au mois de juin, juste avant la fin de l'année scolaire, les filles rentrent d'un week-end avec leur père. Mariette faisait ses cartons et l'aînée était très énervée, elle hurlait et déplaçait les meubles de sa chambre. Mariette lui demanda ce qu'elle avait et lui demanda de se calmer mais rien n'y faisait et elle quitta l'appartement. Heureusement, son amie Marie arriva, elle leur avait préparé une superbe paëlla maison. Mariette lui raconta et lui dit qu'elle veut appeler les pompiers. Elle ne le fit pas, elle appela sa fille qui cette fois répondit. Cette dernière lui dit qu'elle veut que son père vienne la chercher et raccrocha. Mariette est très inquiète car elle ne l'avait jamais vue aussi énervée et elle s'inquiétait pour la sécurité de sa fille, seule à treize ans dans un quartier mal réputé.

Aussitôt après, son père appela et demanda à Mariette ce qu'il s'était passé. Elle lui expliqua et il proposa d'emmener sa fille avec lui dans son logement afin qu'elle se calme car c'était le désir de sa fille.

Personne n'aurait pu imaginer que cette histoire allait prendre une telle tournure.

Si Mariette avait appelé les pompiers comme elle voulait le faire au début plutôt que d'accepter de la confier à son père, peut-être les choses auraient été différentes.

<u>La leçon apprise</u> : toujours écouter sa première intuition et s'y tenir.

- *La vie nantaise (44)*

La séparation avec ses filles

En juillet 2011, Mariette s'occupa seule du déménagement.

Cela faisait déjà quinze jours qu'elle avait pris ses fonctions dans son nouveau travail lorsqu'un appel de son avocate vient perturber sa journée de travail en lui annonçant que sa fille âgée de treize ans avait porter plainte contre elle pour violence (fausse déclaration) et que, de ce fait, la garde de ses filles lui était retirée.

Quel choc émotionnel !!!

Que faire si ce n'est continuer à croire en la justice, prévoir une défense et faire en sorte que ce jugement hâtif soit le mieux accepté par la plus jeune des filles qui voulait vivre avec sa maman ?

Mariette était toujours sous antidépresseur depuis son burn-out et, avec cette annonce, elle ne pouvait pas encore les arrêter.

Il a fallu plus de deux ans pour que cette affaire soit observée par la justice. Quelle douleur pour la plus jeune et pour Mariette de revivre tous ces interrogatoires...

Mariette avait constitué un dossier avec tous les témoignages et on lui conseilla de porter plainte contre le père de ses filles, chose qu'elle refusa car elle se sentait épuisée et pensait que la justice finirait par lui donner raison. Elle voulait sortir de la dualité mais elle avait tort. La nouvelle procédure a duré plus d'un an avant de se terminer. La plus jeune ayant à présent presque quatorze ans, c'était dorénavant à elle d'entamer une procédure contre son père mais elle ne voulait et ne pouvait pas se positionner. Mariette a fait plusieurs démarches pour récupérer ses filles mais personne ne l'écoutait. La seule solution était que la demande vienne des filles. C'était trop tard car la plus jeune qui avait toujours voulu vivre avec sa maman avait un petit copain sur Bordeaux et ne pouvait plus choisir de le quitter malgré son désir profond de vivre avec sa maman.

<u>La leçon apprise</u> : Elle aurait dû porter plainte car c'est important de toujours aller jusqu'au bout de ses actions. *Si elle l'avait fait, la suite de l'histoire aurait été différente car si on laisse faire, les histoires se répètent sans fin jusqu'à ce que la leçon soit comprise. Elle le comprendra plus tard par expérience.*

Nouvelle vie seule

Malgré la souffrance de la situation, cela faisait quatorze ans qu'elle ne se permettait plus le bonheur d'être réellement seule. Sa vie fut transformée et elle pouvait enfin prendre soin d'elle.

Faire la fête avec ses nouveaux amis, faire des sorties moto, la vie nantaise lui plaisait énormément.

Les gens y étaient accueillants et elles sortaient tout le temps, c'était comme une nouvelle jeunesse retrouvée.

Situation familiale

En déménageant sur Nantes, Mariette se rapprochait de sa famille qui habitait dans le Maine-et-Loire.

Depuis sa séparation avec le père de ses filles, la maman de Mariette était plus présente dans sa vie mais sa sœur jumelle, qui voulait tout gérer concernant la vie de leur mère, ne le voyait pas d'un bon œil.

Au cours d'une fête familiale en mars 2013, dès l'apéritif tout tourne à la catastrophe.

Lorsque Mariette, pour la première fois, exprime à sa sœur ce qu'elle pensait avec bienveillance, celle-ci se lève et vient la gifler violemment. Mariette se lève pour tendre l'autre joue. Le reste de sa famille, croyant qu'elle allait riposter, la cramponne et lui démonte le bras.

Elle ne peut rentrer chez elle car elle ne peut partir sans ses filles qui ont été encore une fois témoins d'une scène de violence et emmenées Dieu sait où par une des sœurs. Elle a appelé la police qui, puisqu'il s'agissait d'un problème familial, ne s'est pas déplacée.

Suite à cette scène de violence, de retour chez elle, elle écrivit un courrier à sa mère, lui exprimant qu'elle aurait aimé être soutenue et que son silence validait l'acte de violence qu'elle avait subi par sa sœur et presque toute sa famille. Leur relation fut coupée pendant un an, sans aucune communication ni d'un côté ni de l'autre.

C'est à partir de ce moment qu'elle va suivre des soins énergétiques avec l'une de ses amies, Murielle.

Suite à cette agression physique, il lui fut impossible de continuer son permis moto gros cube qu'elle passait. Là aussi, Mariette aurait dû porter plainte.

<u>La leçon apprise</u> : personne, NI MÊME NOTRE PROPRE FAMILLE, n'a le droit de nous agresser, ni physiquement ni moralement.

Situation professionnelle

Au début tout se passait bien au travail, l'ambiance était chaleureuse et bienveillante jusqu'au jour où plusieurs services indépendants se sont regroupés.

Le service de Ressources humaines se regroupa avec le service Paye. Ils ont dû déménager dans les autres locaux, c'est là que la situation s'est dégradée.

Situation médicale

À son arrivée dans le service nantais, après contrôle médical, ils s'aperçoivent que Mariette avait un problème auditif et la déclarèrent travailleuse handicapée.

Il est vrai qu'elle avait du mal à se concentrer à cause de cela et accepta d'être appareillée.

C'est un handicap qui ne se voit pas, contrairement à d'autres, et elle ne se sentait pas assez soutenue par certains collègues, elle prenait sur elle.

Au fur et à mesure, il était de plus en plus difficile pour elle de se réveiller le matin. Ses retards étaient de plus en plus réguliers. Elle n'arrivait plus à se lever. Son corps ne suivait plus à nouveau. **Une nouvelle alerte de son corps, second burn-out.**

Fin 2014, s'ajoutent la modification du traitement antidépresseur par son médecin et une séparation sentimentale. C'est suite à l'envoi d'un message d'adieu sur les réseaux sociaux — elle voulait mettre fin à ses jours tellement elle se sentait anéantie et en grande détresse — son ancien amant lui envoie les pompiers.

Lorsqu'ils frappèrent à sa porte et lui demandèrent si elle allait bien, elle leur répondit « non » et elle les suivit. Elle fut hospitalisée pendant une semaine et subit un sevrage médicamenteux.

Suite à cela, elle refusa de reprendre tout autre médicament non naturel et ne se soigna par la suite qu'avec des plantes et des huiles essentielles.

En 2015, elle eut trois accidents de moto en l'espace de neuf mois jour pour jour, tous en tant que passagère.

L'opération de son poignet suite au premier accident lui déclencha de l'algodystrophie et elle fut arrêtée pendant plus de trois ans avec soins sous morphine suivis de soins en cryothérapie.

Ce temps de reconstruction lui a permis un cheminement intérieur très enrichissant avant sa prise de décision d'accepter un départ anticipé, de quitter son travail et de monter son auto-entreprise.

Depuis, elle vit beaucoup plus heureuse et épanouie et sa relation avec ses filles s'est heureusement apaisée et est devenue riche en échanges sincères et honnêtes.

<u>Récapitulatif des leçons apprises lors de ce chapitre sur l'histoire de Mariette</u> :

- **Oser dire notre vision des choses.**

- **Le courage paye toujours.**

- **Donner une éducation bienveillante à votre enfant est important.**

- **Encourager son enfant à progresser en lui donnant la possibilité de croire en lui-même.**

- **Stopper immédiatement les violences, quelles qu'elles soient.**

- **Avoir de l'ambition et toujours poursuivre ses rêves.**

- **Prendre soin des autres mais prendre avant tout soin de soi.**

- **Équilibrer emploi et loisirs.**

- **S'autoriser à s'amuser.**

- **Toujours écouter sa première intuition et s'y tenir.**

- **Dénoncer <u>par écrit</u> tout harcèlement physique ou psychologique.**

- **Toujours aller jusqu'au bout de ses actions sinon d'autres reviendront afin de vous redonner la chance de les clôturer.**

- **Refuser la violence de quiconque, même si elle vient de sa famille.**

<u>**Conseil**</u> : pour connaître une réponse, on peut par exemple prendre un bain avec du gros sel gris non raffiné et demander à recevoir la réponse avant de vous coucher. Au réveil, écoutez votre intuition.

✳<u>Maintenant à vous</u> (notez-le dans votre cahier)

- Décortiquez chaque partie de votre vie et ayez de l'empathie envers vous-même, décrivez quelles leçons de vie vous pouvez tirer de chaque expérience vécue.

- Notez, pour chaque période, quelles sont les leçons apprises.

Si cela est trop difficile, faites-vous accompagner par des professionnels de la santé.

Se reconnecter à son enfant intérieur est comme ouvrir une porte magique vers un monde d'innocence, de joie et de créativité. C'est retrouver cette part de nous qui était pleine de curiosité, d'émerveillement et de spontanéité lorsque nous étions petits.

Imaginez-vous marchant pieds nus dans l'herbe fraîche, riant sans retenue en poursuivant des bulles de savon dans l'air. Ressentez la légèreté et l'insouciance de ces moments où tout était possible et où l'avenir était rempli de promesses.

En vous reconnectant à votre enfant intérieur, vous vous offrez la chance de guérir vos blessures du passé. C'est comme tendre la main à ce petit vous qui a peut-être ressenti de la tristesse, de la peur ou de l'insécurité, et lui dire que vous êtes là pour le soutenir et l'aimer.

C'est aussi un moyen puissant de libérer votre créativité. Rappelez-vous à quel point vous étiez imaginatif lorsque vous étiez enfant, capable de créer des mondes entiers avec votre esprit. En vous connectant à cet aspect de vous-même, vous pouvez redécouvrir votre potentiel créatif et explorer de nouvelles avenues d'expression.

La reconnexion à votre enfant intérieur peut vous aider à voir le monde avec des yeux neufs. Les petits plaisirs de la vie deviennent à nouveau précieux, qu'il s'agisse de sentir le soleil sur votre visage, de goûter un bonbon sucré ou de danser sous la pluie. Vous apprenez à être dans le moment présent, à savourer chaque instant.

Laissez cet enfant intérieur guider vos choix et vos actions. Écoutez ses désirs et ses besoins, car il sait ce qui vous rend vraiment heureux. Lorsque vous prenez soin de votre enfant intérieur, vous prenez soin de vous-même de la manière la plus pure et la plus aimante.

<u>Application</u> :

Fermez les yeux un instant et imaginez-vous tenant la main de votre enfant intérieur. Ressentez la connexion chaleureuse et protectrice. Ensemble, vous pouvez explorer, jouer et grandir. En honorant votre enfant intérieur, vous ouvrez la porte à une vie plus épanouissante et authentique.

J'avais entendu dire qu'enfant nous savions parfaitement ce que nous désirons faire et quelle orientation prendre.

J'avais aussi entendu dire que l'enfant connaissait ses capacités et ses dons tout petit et qu'il avait tendance à les oublier car, par amour de ses proches, il s'était oublié afin de leur plaire…

En 2015, lorsque j'ai été arrêtée suite à l'algodystrophie, je savais au fond de moi, qu'il me manquait un élément de compréhension dans mon chemin de guérison intérieure.

J'ai interrogé ma maman en lui demandant de mieux rechercher en elle un souvenir de moi enfant qu'elle ne m'avait jamais confié.

Le lendemain, elle me rappela et me dit : « Martine, je me souviens de quelque chose. Quand tu avais un an et demi, tu prenais les œufs du frigo et tu les mettais dans une chaussette dans ta commode ».

Je me suis alors souvenue, qu'adolescente, je trouvais toujours, au début du printemps, sur mon chemin des oisillons blessés et les remettais en forme, avant qu'ils ne se ré envolent.

De plus, j'ai toujours été passionnée par le chant des oiseaux et par leur présence.

J'ai tapé sur Internet « communication avec les oiseaux », ce qui m'a ouvert l'esprit vers un autre langage… et j'ai découvert la langue des oiseaux avec Alan Duke et aussi avec Patrick Burensteinas.

De plus, les oiseaux m'ont toujours accompagnée dans ma vie. Et plus particulièrement le merle pendant des années (le symbole du merle noir peut être un présage, vous permettant de savoir qu'il y aura un changement familial crucial pour leur croissance personnelle).

Aujourd'hui, c'est plutôt les mésanges (les mésanges sont tels des Anges : porteurs de messages. La mésange symbolise la joie et l'optimisme. Sa présence est souvent perçue comme un signe d'allégresse et d'énergie positive, rappelant de prendre la vie avec légèreté et bonheur) et le rouge-gorge (ouverture du cœur).

Cela a été ma reconnexion à un monde qui m'était familier et, grâce à lui, j'ai compris la vibration de nos prénoms, nos noms, le lieu de naissance, d'habitation, le pays, etc. Tout m'est apparu d'un seul coup, beaucoup plus éclairé.

<u>**CHAPITRE III - La langue des oiseaux**</u>

La langue des oiseaux, également connue sous le nom de « langage hermétique » ou « langage des symboles », est une forme de communication ésotérique et poétique qui utilise des mots et des phrases ayant des significations cachées et symboliques. Elle a été utilisée à travers l'histoire par les alchimistes, les mystiques et les chercheurs spirituels pour transmettre des enseignements profonds et complexes de manière cryptée.

C'est comme si vous plongiez dans un océan de sens cachés, où les mots prennent vie avec des significations multiples. C'est un peu comme résoudre un puzzle linguistique, où chaque mot peut être interprété de différentes manières en fonction du contexte et de la perception de celui qui le lit.

La langue des oiseaux est un moyen d'expression subtil qui va au-delà des mots littéraux pour transmettre des vérités profondes et universelles. C'est comme si vous écoutiez le chant mystérieux des oiseaux, essayant de décoder les messages cachés dans leurs mélodies.

Cette forme de communication invite à la contemplation et à la réflexion profonde. Elle stimule l'intuition et ouvre la porte à de nouvelles dimensions de compréhension. C'est un langage qui parle directement à l'âme, invitant à une exploration intérieure et à une connexion avec des réalités au-delà de la surface.

La langue des oiseaux peut être utilisée pour méditer sur des concepts spirituels, pour explorer des thèmes ésotériques et pour éveiller l'esprit à de nouvelles façons de penser et de percevoir. C'est comme si vous lisiez entre les lignes, découvrant des trésors cachés dans les mots eux-mêmes.

En vous plongeant dans la langue des oiseaux, vous entrez dans un royaume de symboles et de significations profondes. C'est comme si vous tissiez un fil invisible entre le monde tangible et le monde spirituel, reliant les mots à des réalités intérieures plus vastes. C'est un voyage linguistique et spirituel, une exploration de la sagesse ancienne et de la connaissance cachée.

CHAPITRE IV - Une rencontre importante, Hélène Girardin

Voici quelques éléments pour découvrir l'approche d'Hélène Girardin à travers ses livres et ses ateliers :

- <u>Une approche globale de la guérison</u> : Hélène Girardin s'appuie sur différentes disciplines (PNL, hypnose ericksonienne, analyse transactionnelle, biologie totale, yoga, etc.) pour proposer une approche globale de la guérison. Elle considère que le corps, l'esprit et les émotions sont étroitement liés et que pour guérir, il est important de travailler sur ces différentes dimensions.

- <u>La guérison de l'enfant intérieur</u> : Hélène Girardin accorde une place centrale à la guérison de l'enfant intérieur, c'est-à-dire la partie de nous qui a été blessée dans notre enfance et qui continue à impacter notre vie d'adulte. Elle propose des ateliers spécifiques pour travailler sur cette dimension de soi.

- <u>Des outils concrets et pratiques</u> : Hélène Girardin propose des outils concrets et pratiques pour aider les personnes à se connecter à leur propre potentiel de guérison. Elle donne des exercices, des méditations, des visualisations, des techniques de respiration, etc. pour que chacun puisse trouver ce qui lui convient le mieux.

- <u>L'éveil des sens</u> : Hélène Girardin considère que pour se connecter à soi, il est important d'éveiller tous ses sens. Elle propose ainsi des exercices pour développer sa sensibilité, son intuition, sa créativité, etc.

- <u>Une méthode qui génère des changements profonds</u> : Hélène Girardin met en avant le fait que sa méthode peut générer des changements profonds dans la vie des personnes qui la pratiquent. Elle s'appuie sur de nombreux témoignages pour montrer que la guérison de l'enfant intérieur peut véritablement transformer une vie.

- <u>Le partage des connaissances</u> : Enfin, Hélène Girardin se propose de partager ses connaissances à travers ses livres et ses ateliers. Elle souhaite que chacun puisse trouver son propre chemin de guérison et propose ainsi une approche accessible à tous.

Hélène Girardin et le lâcher-prise

Hélène Girardin, spécialiste en développement personnel, considère le lâcher-prise comme une étape essentielle pour avancer sur le chemin de la guérison intérieure. Selon elle, le lâcher-prise consiste à accepter les choses telles qu'elles sont, sans résistance ni jugement, et à avoir confiance en l'Univers et en soi-même.

Pour elle, le lâcher-prise permet de se libérer des schémas mentaux limitants, des croyances négatives et des émotions toxiques qui nous empêchent d'avancer. En laissant aller nos peurs, nos doutes et nos souffrances, nous pouvons accéder à un état de paix intérieure et de sérénité, propice à la guérison.

Elle encourage ainsi les personnes à pratiquer le lâcher-prise au quotidien, en s'entraînant à observer leurs pensées et leurs émotions sans n'y adhérer ni les juger. Elle propose également des techniques de méditation et de relaxation pour favoriser cet état de lâcher-prise.

Dans ses ateliers de guérison de l'enfant intérieur, Hélène Girardin utilise également le lâcher-prise comme outil de libération émotionnelle et de réconciliation avec soi-même. En acceptant les blessures du passé et en relâchant les tensions et les blocages émotionnels, il est possible de retrouver sa joie de vivre, sa confiance en soi et sa capacité à aimer et à être aimé.

Comment expérimente-t'elle cette approche de l'enfant intérieur et du lâcher-prise

Hélène Girardin considère l'enfant intérieur comme une partie de soi qui a été blessée ou négligée dans le passé et qui a besoin d'être guérie et réintégrée pour permettre une croissance et une transformation personnelles. Selon elle, notre enfant intérieur est à la fois notre vulnérabilité et notre créativité, et il est important de s'occuper de lui pour pouvoir s'épanouir pleinement dans notre vie d'adulte.

Pour atteindre cet objectif, Hélène Girardin a créé une méthode de guérison de l'enfant intérieur qu'elle propose dans ses ateliers. Cette méthode utilise une combinaison de techniques telles que la visualisation, la méditation, la respiration, la danse, la créativité, l'expression émotionnelle et la communication non violente pour aider les participants à se reconnecter avec leur enfant intérieur, à libérer les blocages émotionnels et à guérir les blessures passées.

Quant au lâcher-prise, Hélène Girardin le considère comme une clé importante pour guérir son enfant intérieur et s'épanouir dans sa vie. Selon elle, le lâcher-prise consiste à laisser aller le passé, les soucis et les peurs pour pouvoir vivre pleinement le moment présent. Elle propose des exercices de méditation et de respiration pour aider les participants à se concentrer sur leur ressenti dans l'instant présent, à accepter leurs émotions et à se libérer des pensées négatives qui les empêchent de lâcher-prise.

Hélène Girardin encourage également la pratique de la pleine conscience et de la gratitude pour développer une attitude positive envers la vie et pour aider à cultiver le lâcher-prise.

En somme, sa méthode de guérison de l'enfant intérieur et du lâcher-prise s'appuie sur une approche globale de la personne, en prenant en compte ses émotions, ses pensées, ses comportements et ses croyances pour favoriser une croissance personnelle et une transformation profonde.

Personnellement, j'ai eu le privilège et la joie de la rencontrer au salon Zen & Bio de Nantes. J'ai effectué les deux stages qu'elle animait, un sur l'enfant intérieur en 2019 et l'autre sur le lâcher-prise en 2022.

Il s'agit d'une réelle transformation intérieure où chacun de nous est connecté à soi-même et aux autres. Je vous la recommande de tout cœur.

CHAPITRE V - La Guérison du Passé

A - Prendre de la hauteur sur les situations passées

Prendre de la hauteur sur les situations consiste à adopter une perspective plus large et plus élevée sur les événements et les problèmes auxquels on est confronté. Notre passé a un impact significatif sur notre vie et notre processus de guérison.

Il est essentiel de prendre du recul par rapport à nos expériences passées afin de mieux les comprendre et de les intégrer dans notre cheminement de guérison. Cela implique d'adopter une perspective plus large et d'observer nos souvenirs avec objectivité et compassion. Cela peut aider à avoir une vision plus claire et plus objective de la situation, et à trouver des solutions plus efficaces.

En prenant de la hauteur, nous pouvons observer nos expériences passées comme des **observateurs neutres** plutôt que de nous laisser submerger par les émotions et les jugements. Cela nous permet de voir les schémas récurrents, les leçons à apprendre et les opportunités de croissance qui se cachent derrière nos expériences passées.

Quelques techniques :

- Prendre du recul : prendre du temps pour se détacher émotionnellement de la situation, pour respirer profondément, pour se relaxer et pour réfléchir calmement. Cela peut aussi être de s'octroyer une période de deuil.
- Se mettre à la place des autres : essayer de comprendre les points de vue des autres personnes impliquées dans la situation, pour mieux appréhender les différentes perspectives et trouver des solutions plus adaptées.

- Visualiser la situation sous différents angles : imaginer la situation sous différents points de vue, pour voir les choses différemment et trouver des solutions inattendues.
- Écrire ses pensées : prendre un moment pour écrire ses pensées et ses ressentis à propos de la situation, pour mieux les comprendre et les analyser.
- Solliciter l'avis d'un tiers : demander l'avis et le conseil d'une personne extérieure à la situation, pour avoir un point de vue objectif et neutre.

En prenant de la hauteur sur les situations, on peut mieux appréhender les problèmes et trouver des solutions plus efficaces et plus adaptées. Cela peut aider à réduire le stress et l'anxiété, et à se sentir plus confiant et plus en contrôle de sa vie.

B - La responsabilité dans notre guérison

« Je suis le maître de mon destin et le capitaine de mon âme »

Nelson Mandela

Je vous partage cette citation qui a été affichée dans mon salon depuis une dizaine d'années.

Cette citation est extraite du poème *Invictus* de William Ernest Henley.

Elle signifie que chacun est responsable de son propre destin et de sa propre vie, et que **nous avons le pouvoir de décider de notre propre chemin.**

Nous sommes les seuls maîtres de notre vie et nous avons **le choix** de notre propre destinée, indépendamment des circonstances ou des obstacles qui se présentent sur notre chemin. Cette citation est souvent utilisée pour inspirer les gens à être forts et courageux face aux défis de la vie.

Comme **tout part de nous**, consciemment ou inconsciemment, il est important de reprendre toute notre responsabilité.

La responsabilité joue un rôle central dans notre guérison du passé.

Il est crucial de reconnaître puis d'accepter que nous sommes les acteurs principaux de notre propre guérison et que nous avons le pouvoir de transformer notre vécu.

1. <u>Reprendre notre responsabilité à 100 %</u>

Je le répète :

Dans toute histoire, il est important de prendre à 100 % sa part de responsabilités, conscientes ou inconscientes, tout en sachant que l'autre est responsable aussi à 100 % de sa part de responsabilités.

Reprendre notre responsabilité à 100% signifie reconnaître que nous sommes responsables de nos propres choix, de nos réactions et de nos actions, indépendamment des circonstances extérieures. Cela implique de cesser de blâmer les autres ou les situations passées et de prendre le contrôle de notre propre bien-être.

En reprenant notre responsabilité à 100%, nous devenons des agents actifs de notre guérison. Nous pouvons prendre des décisions éclairées, poser des actions positives et adopter des attitudes qui favorisent notre bien-être et notre évolution personnelle.

Sortir du triangle de Karpman

« Tant que vous pensez que tout est la faute des autres, vous souffrez. Quand vous réalisez que tout prend naissance en vous, vous pouvez alors cheminer vers la paix et la joie. » Dalaï Lama

Le Triangle de Karpman, également appelé le « triangle dramatique », est un modèle de communication développé par le psychiatre américain Stephen Karpman. Il décrit les rôles de Victime, Sauveur et Persécuteur qui se répètent dans des dynamiques de conflit ou de manipulation.

Pour sortir du Triangle de Karpman, il est important de prendre conscience de ces rôles et de s'en libérer. Cela peut passer par l'identification des comportements ou des pensées qui entretiennent ces rôles, et la recherche de solutions alternatives. Par exemple, la Victime peut chercher à prendre en charge sa vie et à s'exprimer de manière assertive, le Sauveur peut chercher à aider sans se substituer à l'autre, et le Persécuteur peut chercher à communiquer de manière respectueuse et constructive.

Le triangle de Karpman est un modèle relationnel qui décrit les dynamiques de victime, de sauveur et de persécuteur. Dans le contexte de la guérison du passé, il est essentiel de sortir de ce triangle et de se libérer des rôles limitants qu'il impose.

- <u>En tant que victime</u>, nous nous sentons impuissants et blâmants envers les autres ou les circonstances passées.
- <u>En tant que sauveur</u>, nous cherchons à sauver les autres ou à obtenir leur validation pour combler nos propres blessures.
- <u>En tant que persécuteur</u>, nous pouvons adopter des comportements agressifs ou critiques envers nous-mêmes ou les autres.

En sortant du triangle de Karpman, nous nous affranchissons de ces schémas limitants et nous prenons la responsabilité de notre propre guérison. Nous reconnaissons que nous ne pouvons pas changer le passé, mais nous pouvons choisir la façon dont nous réagissons et évoluons à partir de celui-ci.

Pour résumer, la guérison du passé est un processus profond et transformateur. En prenant de la hauteur sur nos expériences passées, en reprenant notre responsabilité à 100 % et en sortant du triangle de Karpman, nous ouvrons la voie à une guérison profonde, à une libération des schémas négatifs et à une nouvelle perspective sur notre vie. C'est un voyage courageux et libérateur qui nous permet de nous réconcilier avec notre passé et de créer un avenir empreint de guérison et d'épanouissement.

Comment sortir du triangle de Karpman dans le processus de guérison :

1. <u>Reconnaître les schémas du triangle de Karpman</u> : la première étape consiste à prendre conscience des schémas du triangle de Karpman qui peuvent se manifester dans nos relations et dans notre relation avec notre passé. Identifiez les moments où vous vous sentez pris dans le rôle de la victime, du sauveur ou du persécuteur.

2. <u>Accepter sa responsabilité</u> : la sortie du triangle de Karpman commence par prendre la responsabilité de sa propre guérison. Cela signifie reconnaître que vous avez le pouvoir de changer votre perception et votre réaction face à votre passé. Plutôt que de vous considérer comme une victime impuissante, prenez conscience que vous avez le pouvoir de vous libérer et de vous guérir.

3. <u>Devenir le héros de votre histoire</u> : au lieu de jouer le rôle de la victime qui subit les circonstances passées, adoptez le rôle du héros qui prend les commandes de sa propre vie. Vous êtes le protagoniste de votre histoire, capable de transformer les défis passés en opportunités de croissance et de guérison.

4. <u>Cultiver l'auto-compassion</u> : sortir du triangle de Karpman implique de vous libérer du jugement et de la critique envers vous-même. Faites preuve de compassion envers vous-même et reconnaissez que vous avez fait de votre mieux avec les ressources et les connaissances dont vous disposiez à l'époque. Acceptez vos erreurs passées et pardonnez-vous, car cela vous permettra d'avancer vers la guérison.

5. <u>Se libérer des rôles limitants</u> : identifiez les schémas de sauveur et de persécuteur en vous et dans vos relations avec votre passé. Ces rôles peuvent être basés sur des attentes irréalistes ou des croyances limitantes. Laissez tomber ces rôles et recherchez des dynamiques plus équilibrées et constructives.

6. <u>Se concentrer sur la guérison et la croissance</u> : plutôt que de vous attarder sur les blessures passées, concentrez-vous sur votre guérison et votre croissance personnelle. Explorez des pratiques de guérison telles que la thérapie, la méditation, l'expression créative ou la connexion avec la nature. Travaillez sur le renforcement de votre estime de soi et sur le développement de relations saines et nourrissantes.

En sortant de ce triangle, vous ouvrez la porte à de nouvelles possibilités, à une vision plus positive de votre passé et à une guérison profonde de vos blessures.

En pratique, il peut être utile de demander l'aide d'un thérapeute ou d'un coach pour travailler sur ces dynamiques relationnelles et apprendre à sortir du Triangle de Karpman.

Pour en sortir ou pour avancer de manière générale sur votre chemin, divers outils sont à notre disposition, tels que la constellation familiale.

C - <u>Les constellations familiales</u>

Les constellations familiales sont une approche thérapeutique qui peut être utilisée dans le parcours de la guérison. Elles ont été développées par Bert Hellinger et sont basées sur l'idée que les dynamiques familiales et les liens ancestraux peuvent avoir un impact profond sur notre bien-être émotionnel, mental et physique.

Lors d'une séance de constellations familiales, un groupe de participants se rassemble pour représenter les membres d'une famille ou d'un système social spécifique, y compris le client lui-même et les membres de sa famille. Ces représentants se placent dans l'espace en fonction de leurs sensations et ressentis intérieurs, ce qui permet de visualiser et d'explorer les dynamiques familiales.

Le but des constellations familiales est d'identifier et de résoudre les schémas et les blocages qui peuvent exister dans les relations familiales ou les systèmes sociaux. Cela peut inclure des problèmes tels que les conflits familiaux, les traumatismes non résolus, les secrets de famille, les schémas répétitifs, les deuils non faits, etc.

En travaillant avec les constellations familiales, les participants ont la possibilité de prendre conscience des influences invisibles qui peuvent affecter leur vie et leur santé. Cela peut permettre de libérer des émotions refoulées, de trouver des résolutions et de restaurer l'harmonie dans les relations familiales.

Dans le contexte de la guérison, les constellations familiales peuvent apporter plusieurs bénéfices. Elles permettent d'explorer les origines des problèmes de santé ou des schémas de comportement récurrents, en mettant en lumière les liens familiaux et les blessures émotionnelles qui peuvent être à l'origine de ces problèmes.

Les constellations familiales offrent également une opportunité de guérison émotionnelle en permettant aux participants de libérer des charges émotionnelles accumulées, de pardonner et de se réconcilier avec les membres de leur famille, vivants ou décédés.

En pratiquant les constellations familiales, il est important d'être accompagné par un thérapeute expérimenté et qualifié, qui peut guider le processus et assurer un espace sûr pour les participants. Cela permet de faciliter une exploration en profondeur des dynamiques familiales et d'obtenir des perceptions précieuses vers la guérison personnelle.

Il convient de noter que les constellations familiales ne sont pas une approche thérapeutique conventionnelle et que les résultats peuvent varier d'une personne à l'autre.

Cependant, de nombreuses personnes ont rapporté des bénéfices significatifs en termes de prise de conscience, de guérison émotionnelle et de transformation personnelle grâce à cette pratique.

Personnellement, j'ai découvert des vérités que jamais je n'aurai pu imaginer.

Lors de ma première constellation, j'ai découvert que mon agression dans mon enfance avait totalement inversé mes croyances et mes valeurs profondes comme la confiance ou encore le respect, en moi et envers les autres.

Lors de ma dernière constellation, au mois de juin 2023, j'ai voulu revisiter d'où provenait le souci familial que je n'arrivais à résoudre malgré mes actions. Et la vérité exprimée a été impressionnante et transformatrice en moi.

J'y ai appris que mes parents ne s'aimaient pas vraiment. Ma mère s'était mariée avec mon père pour ne pas rester vieille fille mais qu'elle ne désirait pas spécialement être mère au fond d'elle mais surtout qu'elle ne l'aimait pas.

(Elle me l'avait confié après la mort de mon père. Entendre cela de la bouche de ma propre mère m'avait été un choc mais j'imagine le soulagement pour elle d'avoir pu enfin l'exprimer. Elle nous avait confié aussi que notre père avait eu un garçon avec une femme mariée avant de rencontrer ma mère mais qu'il ne l'avait jamais reconnu et c'est la raison pour laquelle il espérait tellement avoir un garçon.)

Dans la constellation, où je n'étais qu'observatrice, rappelons-le, un enfant perdu est apparu pour mon père (ce garçon que mon père n'a jamais reconnu…).

Deux de mes sœurs ont été représentées. Ma sœur jumelle, qui semblait totalement coupée de ses ressentis, comme si elle ne s'était jamais occupée d'elle jusqu'à maintenant mais seulement des autres et ma dernière sœur pour qui il était devenu normal de me faire du mal par habitude et loyauté familiale du non-amour de ses parents. C'était devenu son fonctionnement. J'ai donc coupé tous les liens qui ne sont pas des liens d'amour avec cette famille.

Suite à cette constellation où j'ai observé de mes propres yeux le schéma familial dans lequel cette famille (dans laquelle je fais *partie malgré leur rejet) était plongée, j'ai pu en prendre conscience, l'intégrer et enfin leur pardonner à toutes et à tous*

✳Maintenant à vous (notez-le dans votre cahier)

- En prenant encore plus de hauteur que dans votre histoire du chapitre I, reprenez chaque partie de votre vie.
- Observez et regardez quelles leçons de vie vous pouvez tirer de chaque expérience vécue.
- Ayez déjà de l'auto-empathie pour vous-même.
- Pour telle période, quelles sont les nouvelles leçons apprises ?
- Si une telle situation se reproduisait, comment pourriez-vous faire autrement ?

Si cela est trop difficile, faites-vous accompagner par des professionnels de la santé.

Sinon allez-y .

PORTE 4

CHANGER SON REGARD SUR SOI

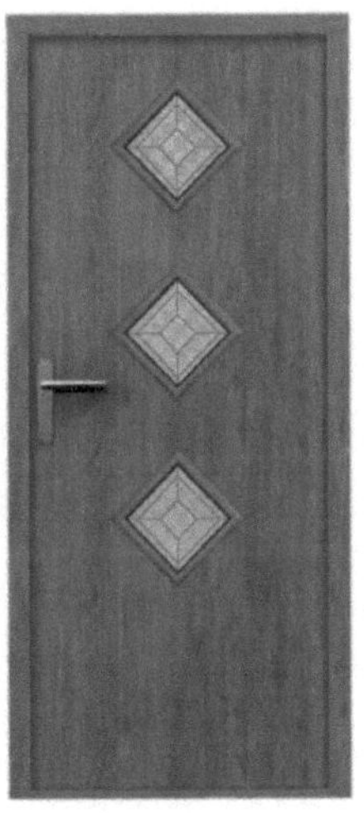

… Invitation à ouvrir…

On ne peut pas changer les choses mais on peut changer son regard.

Cette phrase signifie que nous ne pouvons pas toujours changer les situations difficiles que nous rencontrons dans la vie, mais nous pouvons choisir de changer notre perspective sur elles. En changeant notre façon de voir les choses, nous pouvons changer la façon dont nous les ressentons et la façon dont nous y faisons face. Cela peut nous aider à trouver des solutions créatives, à développer notre résilience et à nous sentir plus en paix.

<u>Chapitre I - La responsabilité de changer</u>

Nous avons la capacité et la responsabilité de nous changer.

Ce qui signifie aussi que nous avons la capacité en chacun de nous, de nous transformer et de choisir notre vie.

Comme nous avons été coupés de nos besoins et de nos sentiments depuis des siècles, il est important de nous reconstruire.

Cette perspective nous invite à adopter une approche plus holistique de la santé et de la guérison, en reconnaissant que **notre corps est bien plus qu'une simple machine biologique**. En comprenant que nous sommes constitués d'informations complexes et interconnectées, nous pouvons explorer différentes pratiques et approches qui favorisent l'équilibre et le bien-être global.

Lorsque nous faisons la paix avec nous-mêmes, nous reconnaissons et acceptons notre être dans sa totalité, y compris nos imperfections, nos blessures et nos parts d'ombre. Cela implique de la compassion envers soi-même, de la bienveillance et de l'amour inconditionnel. En faisant la paix avec nous-mêmes, nous nous libérons des jugements et des attentes rigides, et nous permettons à notre corps et à notre esprit de se détendre et de guérir.

Faire la paix avec soi-même implique également de reconnaître et de libérer les émotions et les pensées négatives qui peuvent nous affecter. Souvent, nous portons des fardeaux émotionnels et mentaux liés à des expériences passées, des traumatismes ou des croyances limitantes. En identifiant ces charges émotionnelles et en travaillant à les libérer, nous créons un espace intérieur pour la guérison et la transformation.

Une pratique essentielle pour faire la paix avec soi-même est **la pleine conscience**, qui consiste à être présent et conscient de nos pensées, émotions et sensations dans l'instant présent, sans jugement. La pleine conscience nous permet de nous connecter à notre essence profonde, d'observer nos pensées et nos émotions avec détachement, et de cultiver l'acceptation et la compassion envers nous-mêmes.

Lorsque nous faisons la paix avec nous-mêmes, nous créons un terrain fertile pour la guérison physique, émotionnelle et spirituelle. Nous permettons à notre corps de se détendre et de fonctionner de manière optimale, en libérant les tensions et les blocages qui peuvent entraver notre bien-être. Nous renforçons également notre système immunitaire et notre capacité naturelle d'autoguérison.

En cultivant la paix intérieure, nous pouvons également mieux gérer le stress et les défis de la vie. Nous développons une résilience émotionnelle et mentale, qui nous permet de faire face aux difficultés avec calme et sérénité. Nous nous connectons à notre intuition et à notre sagesse intérieure, ce qui nous guide dans nos choix et décisions.

Voici quelques techniques qui peuvent aider à changer son regard :

- <u>Écouter votre intuition</u> : votre intuition peut être considérée comme un signe de l'Univers qui vous guide vers le bon chemin. Apprenez à écouter votre intuition et à suivre votre ressenti intérieur.

- <u>Garder un journal</u> : notez les événements significatifs qui se produisent dans votre vie et réfléchissez à leur signification. Cela peut vous aider à mieux comprendre les signes de l'Univers et à prendre des décisions éclairées.

- <u>La gratitude</u> : prenez du temps chaque jour pour réfléchir à ce pour quoi vous êtes reconnaissant dans votre vie. Cela peut aider à mettre l'accent sur les aspects positifs plutôt que sur les négatifs.

  Personnellement, j'ai tenu un carnet de gratitude pendant trois ans et demi. J'y notais chaque soir cinq éléments qui me semblaient très importants, par exemple, « Merci de respirer », « Merci de parler », etc. Et cinq autres que je pouvais considérer comme moins importants, comme « Merci pour le papillon que j'ai croisé ce matin au parc », « Merci pour la bonne odeur de cuisine », « Merci pour le souffle du vent sur ma peau »…

- <u>La méditation</u> : prenez quelques minutes chaque jour pour méditer et vous concentrer sur votre respiration. Cela peut aider à calmer votre esprit et à réduire le stress.

- <u>Le travail sur les croyances limitantes</u> (une croyance appropriée par notre éducation ou notre passé) : identifiez les croyances qui vous limitent et travaillez à les remplacer par des croyances plus positives et constructives.

- **L'écriture positive** : prenez le temps d'écrire sur les choses positives qui se passent dans votre vie. Cela peut vous aider à vous concentrer sur les aspects positifs de votre vie.

- **La visualisation** : visualisez-vous dans des situations positives et imaginez-vous en train de réussir. Cela peut vous aider à renforcer votre confiance en vous et à vous concentrer sur les résultats positifs.

Ces techniques peuvent aider à changer son regard et à se concentrer sur les aspects positifs de la vie plutôt que sur les aspects négatifs.

En conclusion, faire la paix avec soi-même est un processus profondément transformateur et libérateur. Cela nous permet de nous reconnecter à notre véritable essence, de guérir les blessures du passé et d'embrasser pleinement notre potentiel. En développant cet état de paix intérieure, nous créons les conditions propices à une guérison holistique et à un épanouissement durable.

CHAPITRE II - S'accepter tel que l'on est

S'accepter tel que l'on est est un élément essentiel pour notre bien-être et notre épanouissement. Cela signifie reconnaître et embrasser notre nature unique, nos qualités, nos faiblesses et nos imperfections, sans chercher à se comparer aux autres ou à se conformer à des normes externes.

L'acceptation de soi est un acte de bienveillance envers soi-même. Cela implique de se libérer des jugements et des attentes rigides que nous pouvons avoir envers nous-mêmes.

Nous avons tous des aspects de nous-mêmes que nous aimerions améliorer et, en même temps, il est important de se rappeler que nous sommes humains et que nous sommes en constante évolution.

S'accepter tel que l'on est ne signifie pas se résigner à rester figé dans nos habitudes ou comportements négatifs. Cela implique plutôt de reconnaître nos zones d'amélioration et de travailler activement sur notre développement personnel, tout en maintenant une attitude de bienveillance et d'amour envers nous-mêmes.

L'acceptation de soi favorise une plus grande confiance en soi et une meilleure estime de soi. Lorsque nous nous acceptons tels que nous sommes, nous sommes en mesure de reconnaître nos forces et nos talents uniques. Cela nous permet de nous engager pleinement dans nos activités, de prendre des risques et d'explorer de nouvelles possibilités, sans craindre le jugement des autres.

S'accepter tel que l'on est crée également des bases solides pour des relations saines et authentiques. Lorsque nous nous aimons et nous acceptons nous-mêmes, nous attirons naturellement des personnes qui nous acceptent et nous apprécient pour qui nous sommes réellement. Cela nous permet de nous engager dans des relations véritablement nourrissantes, où nous pouvons être authentiques et épanouis.

Pour cultiver l'acceptation de soi, il est important de pratiquer l'amour inconditionnel envers nous-mêmes. Cela peut inclure des pratiques telles que la pleine conscience, l'autocompassion et la gratitude. Il est également utile de s'entourer de personnes bienveillantes et de chercher un soutien lorsque cela est nécessaire.

En fin de compte, s'accepter tel que l'on est est un voyage intérieur qui demande du temps, de la patience et de la pratique. C'est une invitation à embrasser notre unicité, à honorer nos expériences et à cultiver une relation aimante avec nous-mêmes. En développant cette acceptation de soi, nous créons un espace d'amour et de croissance personnelle, où la guérison et l'épanouissement peuvent s'épanouir.

Et si les qualités et les défauts que nous nous donnions n'étaient qu'un jugement que nous nous donnions ou qu'on nous a inculqués et que nous avions pris comme une habitude inconsciente bien ancrée en nous… Et si vous choisissiez de sortir de tout jugement et de vous accepter dans votre totalité…

✳<u>Maintenant à vous</u> (notez-le dans votre cahier)

<u>CONSEIL IMPORTANT</u> : faites l'exercice suivant sans regarder la suite.

<u>Exercice pratique</u> :

1) Faites une liste de vos défauts et de vos qualités (minimum trois de chaque).

2) Pour chaque qualité, trouvez son défaut et pour chaque défaut, trouvez sa qualité.

Par exemple, si vous avez noté dans la liste des défauts comme émotif ou émotive, prenez conscience que cela peut être considéré par un autre individu comme une qualité pour quelqu'un qui serait sensible aux émotions.

Pour une qualité comme perfectionniste, cela peut-être aussi considéré par quelqu'un d'autre comme un défaut car il ne pourra peut-être pas être capable d'effectuer des tâches rapidement et simplement.

3) Qu'en déduisez-vous ? (Notez-le dans votre cahier)

CHAPITRE III - Apprendre à se prioriser

« Tu es l'être le plus important sur cette terre car, en ce lieu, tous sont égaux », Danis Bois

En tant qu'être humain, vous avez une valeur naturelle et vous méritez d'être traité avec respect et dignité. Vous êtes l'être le plus important pour vous-même, car vous êtes responsable de votre propre bonheur, de votre bien-être et de votre épanouissement.

Reconnaître votre propre importance ne signifie pas être égoïste ou ignorer les besoins et les droits des autres. Cela signifie plutôt que vous accordez une valeur et une attention particulières à votre propre santé physique, mentale, émotionnelle et spirituelle.

En vous considérant comme l'être le plus important au monde, vous reconnaissez que prendre soin de vous-même est essentiel pour être en mesure de prendre soin des autres et contribuer positivement au monde qui vous entoure.

Cela implique de vous accorder du temps pour vous-même, de vous engager dans des activités qui vous apportent de la joie et du bien-être, de respecter vos limites et de vous donner la permission de dire « NON » lorsque cela est nécessaire.

Se considérer comme l'être le plus important au monde vous encourage également à développer une relation saine avec vous-même, basée sur l'amour, l'acceptation et le respect. Cela inclut l'écoute de vos besoins, l'expression de vos sentiments, la prise de décisions alignées avec vos valeurs et le maintien de limites saines dans vos relations.

Lorsque vous vous considérez comme l'être le plus important au monde, vous prenez la responsabilité de votre propre bonheur et vous vous autorisez à vivre une vie épanouissante et alignée avec votre véritable essence. Cela vous permet de cultiver la confiance en vous, de développer votre estime de soi et de rayonner votre authenticité.

Il est important de noter que se considérer comme l'être le plus important au monde ne signifie pas ignorer ou négliger les autres. Au contraire, cela vous permet d'être présent et de soutenir les autres de manière plus authentique, car vous êtes rempli d'amour, de compassion et de bien-être intérieur.

En reconnaissant votre propre importance et en prenant soin de vous-même, vous contribuez à votre propre guérison, à votre épanouissement personnel et à votre capacité à apporter une contribution positive à ceux qui vous entourent.

En se priorisant, on peut ainsi mieux organiser son temps et être plus efficace dans ses actions. Cela permet également de réduire le stress et de se concentrer sur l'essentiel.

Méthode :

1. <u>Établir une liste de tâches</u> : commencez par établir une liste de toutes les tâches que vous devez accomplir, en les classant par ordre d'importance. Ainsi, vous aurez une vision globale de tout ce que vous avez à faire.

2. <u>Identifier les tâches les plus importantes</u> : identifiez les tâches les plus importantes et concentrez-vous sur celles-ci en premier. Cela vous permettra de réaliser les tâches les plus critiques en premier, avant de passer aux tâches moins importantes.

3. <u>Déterminer les délais</u> : fixez des délais réalistes pour chaque tâche. Cela vous permettra de mieux planifier votre temps et de vous assurer que vous êtes en mesure de réaliser toutes vos tâches dans les temps impartis.

4. <u>Éviter les distractions</u> : évitez les distractions et concentrez-vous sur la tâche en cours. Si vous êtes facilement distrait, essayez de travailler dans un environnement calme et sans interruption.

5. <u>Prendre des pauses régulières</u> : prenez des pauses régulières pour vous reposer et recharger vos batteries. Cela vous permettra d'être plus productif et de rester concentré sur les tâches les plus importantes.

6. <u>Dire « non »</u> : apprenez à dire « non » aux demandes qui ne sont pas prioritaires ou qui ne vous aideront pas à atteindre vos objectifs. Cela vous permettra de vous concentrer sur les tâches les plus importantes et d'éviter de vous épuiser inutilement.

CHAPITRE IV - S'autoriser à penser « à l'envers »

Penser à l'envers, dans un sens figuré, peut signifier adopter une perspective différente ou inversée par rapport à la norme ou aux attentes habituelles. Cela peut impliquer de remettre en question les schémas de pensée préétablis, les croyances limitantes ou les habitudes de pensée négative pour explorer de nouvelles possibilités et perspectives.

Penser à l'envers peut également être associé à la pensée divergente, qui consiste à générer des idées originales en explorant différentes voies et en sortant des sentiers battus. Cela peut être un outil puissant pour stimuler la créativité, résoudre des problèmes complexes ou trouver des solutions novatrices.

En somme, cela implique d'adopter une approche différente de la pensée conventionnelle, de questionner les idées préconçues et d'explorer de nouvelles perspectives pour obtenir des résultats différents et souvent plus créatifs.

Bonne nouvelle : c'est possible et réalisable.

✳ **Maintenant à vous** (notez-le dans votre cahier)

- Écrivez les points principaux retenus de cette porte.

- Quelles sont vos prises de conscience ?

PORTE 5

REVISITER SES CROYANCES

…Invitation à ouvrir…

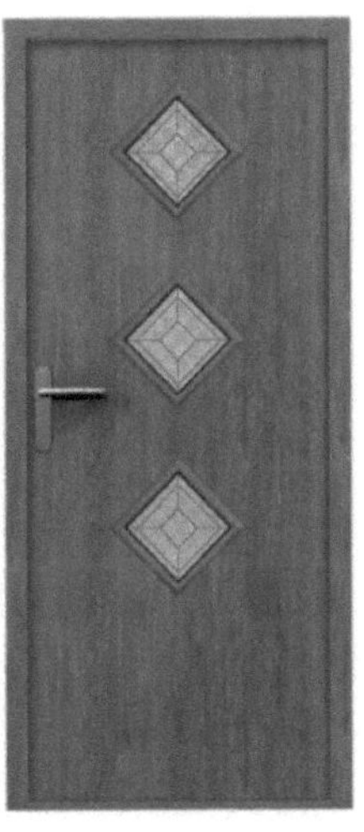

« **La porte du changement** ne peut s'ouvrir que de l'intérieur. **Chacun en détient la clé.** » Jacques Salomé

CHAPITRE I : La base pour se changer et aller vers la guérison

Il existe de nombreux outils pour vous aider à mieux vous connaître, je vais vous en partager quelques-uns mais il y en a bien d'autres tels l'auto-observation, la thérapie, les tests de personnalité et bien d'autres encore. En apprenant à utiliser ces outils, vous pouvez développer une compréhension plus profonde de vous-même et **devenir plus conscient de vos besoins, de vos valeurs et de votre objectif de vie.**

Voici par ailleurs, quelques techniques ou capacités plus ou moins inhérentes à chaque individu :

- **Le courage**

Le courage est la capacité à agir face à une situation difficile, dangereuse ou incertaine, même si cela peut engendrer de la peur ou de l'appréhension. C'est la capacité à surmonter ses peurs et ses doutes pour atteindre un objectif ou faire face à une épreuve. Le courage peut prendre de nombreuses formes, que ce soit en prenant la parole en public, en défendant ses convictions, en faisant face à une maladie ou en prenant des risques pour aider les autres.

- **L'auto-observation**

S'observer est une pratique qui consiste à porter une attention particulière sur soi-même, sur ses pensées, ses émotions, ses comportements, ses réactions et ses ressentis. Cela permet de mieux comprendre ses mécanismes internes, ses schémas de pensées, ses habitudes, ses peurs, ses blocages et ses potentiels. S'observer permet également de développer sa conscience de soi et de gagner en autonomie. Cette pratique peut se faire de différentes manières, par exemple la méditation, l'écriture, la thérapie, l'auto-observation, l'analyse de ses rêves, etc. L'objectif est d'apprendre à se connaître soi-même pour mieux se comprendre et se développer.

Ces capacités nous permettent aussi d'identifier nos croyances.

✳Maintenant à vous (notez-le dans votre cahier)

Écrivez les points principaux retenus de ce chapitre.

CHAPITRE II - Nos croyances

- ### Ce qu'est une habitude

Nos habitudes se créent à partir de comportements répétitifs que nous avons intégrés dans notre vie quotidienne. Au fil du temps, ces comportements deviennent des habitudes et sont automatiquement activés lorsque nous sommes confrontés à des situations similaires. Les habitudes peuvent être créées consciemment ou inconsciemment.

Les habitudes sont souvent renforcées par la récompense ou la satisfaction que nous en tirons. Par exemple, si nous prenons l'habitude de manger une barre chocolatée tous les jours à 16 heures, cela peut être dû au fait que cela nous procure un plaisir immédiat ou une sensation de réconfort. Au fil du temps, cette habitude est devenue automatique et difficile à briser, même si nous savons que manger trop de sucreries n'est pas bon pour notre santé.

Les habitudes peuvent également être influencées par notre environnement. Si nous sommes entourés de personnes qui ont des habitudes similaires, cela peut influencer nos propres habitudes. Par exemple, si nous travaillons dans un environnement où les collègues prennent des pauses cigarette toutes les heures, cela peut nous inciter à prendre cette habitude également.

Enfin, les habitudes peuvent être influencées par nos croyances et nos valeurs. Si nous avons l'habitude de nous entraîner tous les jours, cela peut être dû à notre croyance que l'exercice physique est bon pour notre santé et notre bien-être.

- **<u>Ce qu'est une croyance</u>**

Une croyance est une conviction profonde ou une idée que nous considérons comme vraie, même si elle n'est pas nécessairement basée sur des preuves tangibles ou objectives. Les croyances influencent nos pensées, nos émotions et nos comportements, et elles jouent un rôle fondamental dans la manière dont nous interagissons avec le monde qui nous entoure. C'est comme un filtre que nous avons installé entre le monde et nous et qui déforme notre vision de la réalité.

Les croyances se forment au fil du temps à partir de différentes sources, telles que notre éducation, nos expériences personnelles, notre culture, nos interactions sociales et même notre propre réflexion. Elles peuvent être le résultat d'une répétition constante d'idées, d'expériences ou de messages. Par exemple, si quelqu'un vous dit constamment que vous n'êtes pas capable de réaliser quelque chose, nous pourrions finir par croire en notre incapacité, même si ce n'est pas nécessairement vrai.

CHAPITRE III - Comment modifier nos croyances ?

A- Désapprendre ce que vous avez à désapprendre, apprendre ce que vous avez à apprendre

Cette phrase signifie qu'il est important de faire le tri dans nos croyances, habitudes et comportements pour déterminer ce qui ne nous sert plus et ce qui peut nous aider à avancer. Parfois, nous avons besoin de « désapprendre » des choses qui nous limitent ou qui ne sont plus pertinentes dans notre vie, afin de laisser de la place à de nouvelles idées et de nouvelles façons d'être. En même temps, il est important de rester ouvert à l'apprentissage et de continuer à acquérir de nouvelles connaissances et compétences pour se développer en tant qu'individu. En somme, cette phrase invite à un processus de croissance personnelle et de transformation en étant attentif aux idées et aux comportements qui nous limitent et en cherchant à nous améliorer constamment.

B- Pour remplacer une croyance

Il est important de suivre un processus conscient et intentionnel.

Méthode :

1. Prise de conscience : prenez le temps de prendre conscience de vos croyances actuelles. Cela peut nécessiter de réfléchir sur ce que vous croyez et pourquoi vous le croyez. Soyez ouvert à remettre en question ces croyances et à considérer d'autres perspectives.

2. Évaluation : évaluez si vos croyances actuelles vous servent ou vous limitent. Pensez à la manière dont elles influencent vos pensées, vos émotions et vos actions. Si

une croyance vous limite ou vous empêche d'atteindre vos objectifs, il peut être temps de la remplacer.

3. <u>Identification de la nouvelle croyance</u> : identifiez la croyance que vous aimeriez adopter à la place. Cette nouvelle croyance devrait être positive, réaliste et alignée avec vos valeurs et vos objectifs. Par exemple, si vous avez une croyance négative sur vos compétences professionnelles, vous pourriez choisir de croire en votre capacité à apprendre et à réussir.

4. <u>Répétition et renforcement</u> : une fois que vous avez identifié la nouvelle croyance, répétez-la régulièrement. Utilisez des affirmations positives pour renforcer cette croyance dans votre esprit. Plus vous répétez la nouvelle croyance, plus elle aura tendance à s'enraciner.

5. <u>Exposition à de nouvelles expériences</u> : mettez-vous dans des situations qui vous permettent de vivre des expériences qui soutiennent votre nouvelle croyance. Ces expériences positives renforceront davantage votre conviction dans la nouvelle croyance.

6. <u>Patience et persévérance</u> : le processus de remplacement des croyances peut prendre du temps. Soyez patient avec vous-même et continuez à travailler sur l'adoption de votre nouvelle croyance, même si des doutes surviennent de temps en temps.

Rappelez-vous que les croyances sont malléables et que vous avez **le pouvoir de les façonner** selon ce qui est le mieux pour vous. En étant conscient de vos croyances et en travaillant intentionnellement sur leur remplacement, vous pouvez créer une vision plus positive et plus alignée avec vos aspirations.

<u>Et j'insiste : répéter, répéter, répéter</u>

En éveillant tous nos sens, nous devenons plus présents dans l'instant présent et plus conscients de notre environnement, ce qui peut favoriser la guérison.

Répéter est une technique efficace pour changer nos habitudes. En répétant un nouveau comportement ou une nouvelle façon de penser, nous créons de nouveaux circuits neuronaux dans notre cerveau qui finissent par devenir automatiques. Cependant, cela nécessite de la patience et de la persévérance car cela peut prendre du temps avant que le nouveau comportement ne devienne une habitude.

Il est important de commencer petit et de se concentrer sur un seul changement à la fois. Fixez-vous un objectif réalisable et spécifique, par exemple méditez pendant cinq minutes chaque matin ou remplacez un soda par de l'eau lors des repas. Répétez ce comportement régulièrement jusqu'à ce qu'il devienne une habitude. Il peut être utile de tenir un journal pour suivre vos progrès et garder votre motivation.

Il est également important de rester positif et de rester focus, même si vous ne voyez pas immédiatement les résultats.

La création d'une habitude peut varier en termes de durée, mais certaines recherches suggèrent qu'il faut en moyenne environ 21 jours pour former une nouvelle habitude. Cependant, ce délai peut varier en fonction de plusieurs facteurs, notamment la complexité de l'habitude, la fréquence à laquelle elle est pratiquée et la volonté personnelle.

Des études plus récentes suggèrent qu'il faut en réalité environ 66 jours en moyenne pour qu'une nouvelle habitude devienne automatique et intégrée quotidiennement. Cela peut donc prendre un peu plus de deux mois de pratique cohérente pour que l'habitude se solidifie et se réalise de manière presque automatique, sans nécessiter autant d'efforts conscients.

Il est important de noter que la création d'une habitude ne suit pas nécessairement une règle rigide de 21 ou 66 jours pour tout le monde. Certaines personnes peuvent former des habitudes plus rapidement, tandis que d'autres peuvent avoir besoin de plus de temps. De plus, la motivation personnelle, la régularité et la répétition jouent un rôle essentiel dans la formation d'une habitude.

Personnellement, plusieurs nombres résonnent en moi et je répète au moins pendant 3 à 4 mois minimum (108 ou 111 jours minimum).

Si vous souhaitez créer une nouvelle habitude, il est utile de rester patient, persévérant et de te donner suffisamment de temps pour que la pratique devienne naturelle. La clé est de commencer petit, de maintenir une routine cohérente et de célébrer chaque petit progrès en cours de route

IMPORTANT : si vous loupez un jour, vous devez reprendre à zéro le décompte.

De plus, lorsque vous décidez de remplacer une habitude avancer petit pas à petits pas et remplacez aussitôt cette habitude par autre chose qui correspond plus à vos valeurs car l'Univers n'aime pas le vide.

Soyez doux avec vous-même et continuez à vous concentrer sur vos objectifs à long terme. Avec le temps et la pratique, vous pouvez changer vos habitudes pour atteindre une vie plus saine et plus heureuse.

C - **Pour créer un nouvel automatisme inconscient**

- Répétition : je l'ai déjà dit et je le répète, la répétition est la clé pour transformer une action intentionnelle en quelque chose d'inconscient. Plus vous répétez une action, plus elle devient automatique.

- <u>Début intentionnel</u> : au départ, vous devez être conscient de l'action que vous essayez de transformer en habitude. Par exemple, si vous essayez de faire de l'exercice chaque matin, vous devez consciemment décider de le faire pendant les premiers jours.
- <u>Environnement favorable</u> : créez un environnement qui favorise la pratique. Si vous voulez boire plus d'eau, gardez une bouteille d'eau à portée de main. Si vous voulez lire plus, gardez un livre près de votre lit.
- <u>Attachement à une routine existante</u> : attachez la nouvelle action à une routine que vous faites déjà inconsciemment. Par exemple, si vous brossez déjà vos dents chaque matin, ajoutez la pratique de boire un verre d'eau immédiatement après.
- <u>Soyez patient</u> : le processus de transformation d'une action intentionnelle en habitude inconsciente peut prendre du temps. Soyez patient et persévérant.
- <u>Renforcement positif</u> : récompensez-vous chaque fois que vous réussissez à pratiquer l'action que vous voulez rendre inconsciente. Cela renforce l'association positive dans votre esprit.
- <u>Minimisez les obstacles</u> : éliminez les obstacles qui pourraient vous empêcher de pratiquer l'action. Plus il est facile d'accomplir l'action, plus elle deviendra rapidement inconsciente.
- <u>Auto-observation</u> : même si l'objectif est d'automatiser l'action, prenez parfois le temps d'observer consciemment comment elle devient de plus en plus automatique.
- <u>Réajustez si nécessaire</u> : si vous trouvez que l'action n'est pas devenue automatique comme prévu, réévaluez votre approche. Peut-être avez-vous besoin d'apporter des modifications pour rendre l'habitude plus facile à intégrer.

Donc, transformer une action en habitude inconsciente nécessite une combinaison de conscience initiale, de répétition et d'environnement favorable. L'objectif est de faire en sorte que l'action devienne une partie naturelle de votre routine quotidienne sans nécessiter une pensée consciente constante.

D- <u>Reprogrammer nos schémas de pensée et de comportement</u>

Imaginez que votre esprit est un vaste jardin, où poussent toutes sortes de plantes, bonnes et moins bonnes. Certaines de ces plantes sont utiles et épanouissantes, tandis que d'autres sont envahissantes et limitantes. Les plantes représentent vos schémas de pensée et de comportement.

La reprogrammation de ces schémas, c'est un peu comme prendre soin de ce jardin intérieur. C'est choisir délibérément quelles plantes vous voulez cultiver et lesquelles vous voulez arracher. Cela commence par la prise de conscience de vos pensées et comportements habituels, et la décision de les transformer pour vous épanouir.

Prenons un exemple concret : imaginez que vous ayez tendance à vous critiquer constamment. C'est comme si une plante envahissante de l'autocritique avait pris racine dans votre jardin mental. Pour la reprogrammer, vous commencez par la déraciner en prenant conscience de chaque fois où vous vous critiquez. Puis, vous la remplacez par une plante positive, comme l'autocompassion. Chaque fois que vous vous prenez en train de vous critiquer, vous cultivez délibérément la pensée de l'autocompassion à la place.

Cette reprogrammation demande du temps et de la pratique, comme toute transformation. Cela implique de remplacer les schémas de pensée négatifs par des schémas positifs et constructifs. Cela peut être fait à travers des techniques comme l'affirmation positive, la méditation, la visualisation et la réflexion profonde.

La clé est de persévérer et d'être patient avec vous-même. Comme dans un jardin, les plantes ont besoin de temps pour pousser et s'épanouir. De la même manière, vos nouveaux schémas de pensée et de comportement ont besoin de temps pour s'enraciner et devenir naturels.

La reprogrammation de vos schémas de pensée et de comportement vous permet de cultiver un jardin mental florissant, où les pensées et les actions positives sont en plein épanouissement. C'est un voyage de croissance personnelle et d'épanouissement, où vous prenez le contrôle de votre propre esprit et créez un espace propice à la joie, à la paix et à la réussite.

Et si c'est compliqué pour vous aujourd'hui, demandez à recevoir la meilleure personne qui pourra vous y accompagner.

<u>Rappel sur la loi d'attraction</u> : « Demandez et vous recevrez »

Cette loi stipule que si l'on demande quelque chose à l'Univers, l'Univers nous répondra en nous offrant cette chose. Selon cette loi, nos pensées et nos émotions ont une influence sur notre vie et sur les événements qui nous arrivent. Ainsi, si nous avons une pensée positive et une émotion positive, nous attirerons des événements positifs dans notre vie, et inversement pour les pensées et les émotions négatives.

Pour utiliser cette loi, il est important de savoir précisément ce que l'on souhaite obtenir, et de formuler cette demande de manière claire et précise, en se concentrant sur le résultat souhaité plutôt que sur les obstacles qui pourraient se présenter. Il est également important d'avoir confiance en l'Univers et en sa capacité à nous offrir ce que nous demandons, en lâchant prise sur les résultats et en restant ouvert aux possibilités qui se présentent. Enfin, il est recommandé de faire preuve de gratitude envers l'Univers pour les cadeaux reçus, ce qui permet de renforcer la connexion avec cette force.

Entraînez-vous, commencez par petit et augmentez progressivement.

Personnellement, je me suis entraînée avec les places de parking et je vous assure que ça marche toujours et que si ça ne fonctionnait pas, c'est qu'il y avait toujours une raison cachée derrière qui était encore plus merveilleuse…

Voici **quelques méthodes** pour appliquer ce principe :

<u>Visualisation</u> : visualisez clairement ce que vous voulez et imaginez-vous déjà en train de le recevoir en éveillant tous vos sens. Plus vous visualisez de manière précise et détaillée, plus vous aidez votre esprit à se concentrer sur votre désir. Et même plus fort, mettez-vous dans l'émotion d'excitation et remerciez comme si vous l'aviez déjà reçu.

<u>Affirmations positives</u> : utilisez des affirmations positives pour renforcer votre demande. Répétez des phrases telles que « Je suis digne de recevoir tout ce que je désire » ou « Je suis capable de réaliser mes rêves ».

<u>Écriture</u> : écrivez vos demandes dans un journal ou sur des notes que vous placez dans un endroit visible. Cela vous aide à vous concentrer sur vos désirs et à garder votre attention sur les choses que vous voulez. La couleur utilisée va impacter aussi le résultat. Si vous écrivez en bleu, vous communiquez avec votre subconscient, si vous écrivez en violet, vous lui donnez un ordre alors faites bien attention de n'utiliser que des phrases affirmatives et positives, d'être le plus précis possible et de vouloir vraiment ce que vous demandez car vous aurez de

grandes chances de le recevoir que cela soit agréable ou désagréable.

<u>Méditation</u> : la méditation peut vous aider à vous connecter avec votre moi intérieur et à vous concentrer sur vos désirs. Trouvez un endroit calme, installez-vous confortablement et concentrez-vous sur votre respiration. Imaginez votre désir se matérialisant en vous. Vous pouvez y mettre en éveil tous vos sens comme expliqué précédemment.

<u>Gratitude</u> : soyez reconnaissant pour ce que vous avez déjà dans votre vie. Plus vous êtes reconnaissant, plus vous êtes en mesure d'attirer des choses positives dans votre vie.

✳**<u>Maintenant à vous</u>** (notez-le dans votre cahier)

Écrivez les points principaux retenus de ce chapitre.

<u>CHAPITRE IV- Être attentif aux signes de l'Univers et savoir les décoder</u>

Soyez ouvert et réceptif. C'est-à-dire, soyez conscient de votre environnement et des événements qui se produisent autour de vous. Gardez votre esprit ouvert et réceptif aux messages que l'Univers peut vous envoyer.

Savoir décoder les signes de l'Univers consiste à être attentif aux signes et aux synchronicités qui se manifestent dans notre vie, afin de mieux comprendre le sens de nos expériences et de prendre des décisions éclairées. Cela peut être bénéfique dans le processus de guérison, car cela peut aider à clarifier nos aspirations et à nous guider vers des choix qui sont en alignement avec notre être intérieur.

Voici quelques **bienfaits** de savoir décoder les signes de l'Univers :

- <u>Augmente la confiance en soi</u> : en apprenant à identifier et à comprendre les signes de l'Univers, nous sommes mieux en mesure de prendre des décisions en confiance et de suivre notre intuition.

- <u>Clarifie les choix de vie</u> : en comprenant mieux le sens de nos expériences, nous sommes plus en mesure de faire des choix qui sont en alignement avec nos aspirations profondes.

- <u>Réduit le stress et l'anxiété</u> : en étant plus conscient des signes de l'Univers, nous pouvons nous sentir plus soutenus et connectés à quelque chose de plus grand que nous-mêmes.

Voici **quelques méthodes** pour savoir décoder les signes de l'Univers :

- <u>Être attentif aux synchronicités</u> : les synchronicités sont des événements significatifs qui se produisent apparemment par hasard, mais qui ont une signification plus profonde pour nous. Soyez attentif aux coïncidences ou aux événements qui se produisent plusieurs fois, car cela pourrait être un signe de l'Univers.

- <u>Pratiquer la méditation</u> : la méditation peut aider à se connecter avec notre être intérieur et à être plus réceptif aux signes de l'Univers.

- <u>Demander des signes</u> : si vous avez une question ou une décision importante à prendre, demandez à l'Univers de vous envoyer un signe pour vous guider dans votre choix.

✳<u>Maintenant à vous</u> (notez-le dans votre cahier)

- Écrivez les points principaux retenus de ce chapitre.

- Écrivez les points principaux retenus de cette porte.

- Quelles sont vos prises de conscience ?

PORTE 6

RÉACTIONNER LE MOUVEMENT

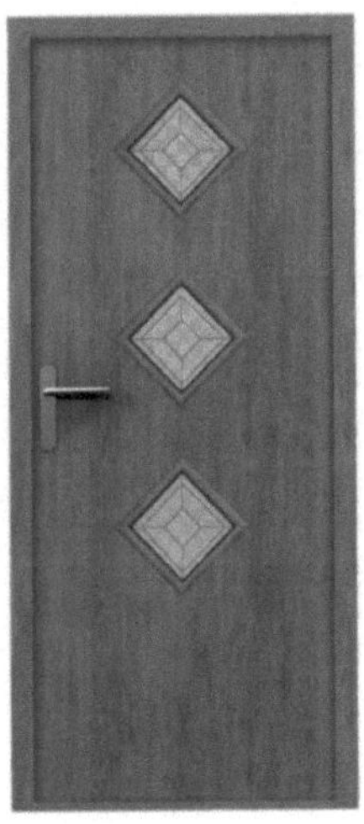

…Invitation à ouvrir…

Cette étape vitale pour avancer est parfois néanmoins freinée par des peurs telles que celle de l'inconnu.

CHAPITRE I - La peur de l'inconnu

La peur de l'inconnu est un sentiment qui peut paralyser certaines personnes et les empêcher d'avancer dans leur vie. Elle est souvent liée à l'anxiété et à l'incertitude quant à l'avenir. Les êtres humains ont naturellement tendance à se raccrocher à ce qu'ils connaissent et à éviter les situations nouvelles et inattendues. Cela peut être dû à une expérience passée traumatisante ou simplement à une appréhension de l'inconnu.

Pour surmonter cette peur, il est important de se concentrer sur le moment présent et de prendre des mesures pour se préparer à l'avenir. Il est également utile de se rappeler que la vie est pleine d'incertitudes et qu'il est impossible de tout contrôler. En adoptant une attitude positive et en développant sa confiance en soi, il est possible de surmonter sa peur de l'inconnu et de profiter pleinement de toutes les opportunités qui se présentent.

CHAPITRE II - Préparation à l'action

A - Commencer à lancer le mouvement

Commencer à lancer le mouvement, c'est prendre la décision de se mettre en action et de commencer à avancer vers un objectif ou un but. C'est souvent le premier pas qui est le plus difficile à franchir, car cela implique de sortir de sa zone de confort et de prendre des risques. Mais une fois que l'on commence à avancer, les choses ont tendance à se mettre en place et à s'accélérer, créant ainsi un mouvement de plus en plus fort. Il est donc important de se lancer et d'embrayer le mouvement, car c'est souvent le premier pas qui ouvre la voie vers de grandes réalisations.

B - <u>Surmonter la procrastination</u>

Procrastiner, c'est remettre à plus tard ce qu'on peut faire tout de suite. C'est une habitude qui peut être difficile à briser, mais qui peut être très dommageable pour la productivité et le bien-être mental.

<u>Bonne nouvelle</u> : la procrastination est une mémoire et non un défaut

Quelques techniques pour s'en débarrasser :

- <u>Comprendre la cause de la procrastination</u> : il est important de comprendre la cause de la procrastination pour pouvoir y remédier. Parfois, elle peut être causée par la peur de l'échec, le perfectionnisme ou simplement une mauvaise organisation. D'autres fois, elle peut être causée par des liens qui ont manqué dans l'enfance par exemple.
- <u>Établir des priorités</u> : il est important de savoir ce qui est important et d'organiser son temps en fonction de ces priorités. Faire une liste des tâches à accomplir peut aider à rester concentré et à éviter la procrastination.
- <u>Commencer par les tâches les plus difficiles</u> : souvent, nous avons tendance à mettre à plus tard les tâches les plus difficiles ou les moins agréables. Cependant, en les faisant en premier, cela permet de libérer de l'espace mental pour les tâches plus faciles et plus agréables.
- <u>Éviter les distractions</u> : les distractions peuvent être très tentantes, surtout lorsque l'on procrastine. Éviter les

réseaux sociaux, la télévision ou d'autres distractions peut aider à rester concentré.

- <u>Se fixer des objectifs réalistes</u> : il est important de se fixer des objectifs réalisables et de ne pas se surcharger. Cela peut aider à éviter le découragement et la procrastination.
- <u>Trouver des partenaires de responsabilisation</u> : avoir des amis ou des collègues pour vous aider à vous responsabiliser peut être une bonne technique pour arrêter de procrastiner. Ils peuvent vous aider à rester motivé et à vous concentrer sur vos objectifs.
- <u>Faire des pauses régulières</u> : prendre des pauses régulières peut aider à éviter la fatigue mentale et à rester concentré. Il est important de faire des pauses régulières et de ne pas se surcharger.

Personnellement, je me fais une « to do list » tous les soirs et je suis toutes ces techniques.

CHAPITRE III - Le passage à l'action

A - Toujours embrayer le mouvement

« Embrayer le mouvement » est une expression qui signifie continuer à avancer, même si on rencontre des obstacles ou des difficultés sur notre chemin. Cela implique de se débloquer ou d'avancer face à une situation difficile, en cherchant des solutions, en choisissant et en passant à l'action pour avancer. Cela peut impliquer de sortir de sa zone de confort et de prendre des risques, mais c'est souvent la seule façon de progresser et de réaliser nos objectifs.

Et si, plutôt que d'attendre d'aller mieux pour faire, vous choisissiez de faire pour aller mieux… Comme sourire, faire du sport, etc.

B - <u>Aller jusqu'au bout de ses actions sinon les situations se représenteront</u>

Cette idée fait référence à l'importance de suivre ses projets jusqu'au bout pour éviter les regrets et les situations qui se répètent. En effet, si on n'accomplit pas quelque chose, cela peut laisser une sensation d'inachevé qui peut se répercuter sur notre vie future. Par exemple, si on ne termine pas un projet professionnel, on risque de se retrouver confronté à des situations similaires dans le futur, ou bien de regretter de ne pas avoir pris la décision d'aller jusqu'au bout. En poursuivant nos objectifs avec persévérance, on a plus de chances de réussir et de se sentir satisfait de nos accomplissements.

<u>CHAPITRE IV - Mise en place de nouvelles actions</u>

« La folie, c'est de faire toujours la même chose et de s'attendre à un résultat différent », Albert Einstein.

Cette idée met en lumière un obstacle courant dans nos comportements et nos attentes. Lorsque nous persistons à suivre des schémas familiers, même s'ils ne fonctionnent pas, nous nous éloignons de la possibilité d'un changement positif.

Imaginez un jardinier qui plante les mêmes graines dans le même sol, sans soin ni attention particulière, et s'attend à ce que des fleurs luxuriantes poussent miraculeusement. Malheureusement, cela ne se produira pas.

De la même manière, si nous répétons inlassablement les mêmes actions, nous risquons de stagner, de ne pas progresser et de rester pris dans un cercle vicieux.

Pour échapper à ce schéma, il est essentiel de cultiver la conscience de nos actions et de nos résultats. Si ce que nous faisons ne donne pas les fruits souhaités, il est temps de remettre en question nos méthodes et de rechercher de nouvelles approches. Cela peut signifier sortir de sa zone de confort, expérimenter des chemins inexplorés et être ouvert à l'innovation.

En embrassant le changement et en adoptant de nouvelles actions, nous offrons à notre vie la possibilité de se renouveler. Cette attitude nous rapproche de l'apprentissage, de la croissance et du développement. Plutôt que de persister dans une routine qui ne nous mène nulle part, nous choisissons d'explorer des avenues nouvelles et prometteuses.

En fin de compte, **comprendre que la répétition des mêmes actions ne mène pas à des résultats différents est un pas vers la sagesse.** Cela nous encourage à être créatifs, à adapter nos approches et à évoluer. C'est ainsi que nous ouvrons la porte à des résultats plus gratifiants et à une vie plus épanouissante.

✱<u>Maintenant à vous</u> (notez-le dans votre cahier)

- Qu'avez-vous retenu de cette porte ?

- Quelles sont vos prises de conscience pour cette porte ?

- Quelle action nouvelle allez-vous mettre en place aujourd'hui ?

PORTE 7

145

S'ALIGNER

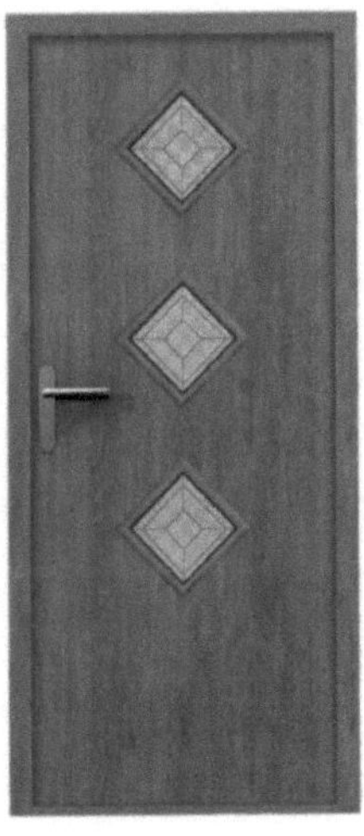

…Invitation à ouvrir…

L'alignement entre penser, dire et faire est un concept qui souligne l'importance d'être cohérent et congruent dans nos pensées, nos paroles et nos actions. Cela signifie que nos pensées, nos paroles et nos actions sont en harmonie les uns avec les autres et qu'il n'y a pas de contradiction ou de désalignement entre eux.

CHAPITRE I - La cohérence

Lorsque nous sommes alignés, nos pensées sont en accord avec nos paroles et nos actions. Nous pensons de manière positive et constructive, nous exprimons nos pensées de manière claire et authentique, et nous agissons en accord avec nos valeurs et nos intentions. Cela crée une unité et une force intérieure, ce qui renforce notre intégrité personnelle et notre influence sur les autres.

En revanche, lorsque nous ne sommes pas alignés, il peut y avoir des contradictions entre nos pensées, nos paroles et nos actions. Par exemple, si vous dites que vous voulez être en bonne santé, mais que vous avez des pensées négatives sur votre corps et que vous ne prenez pas soin de vous-mêmes, il y a un désalignement. Cela crée un sentiment de disharmonie et peut entraîner des conflits internes et des frustrations.

L'alignement entre penser, dire et faire est essentiel pour notre bien-être et notre croissance personnelle. Cela nous permet d'être authentiques, de vivre en accord avec nos valeurs et de cultiver des relations saines et significatives. Lorsque nous sommes alignés, nous sommes également plus confiants, plus cohérents et plus efficaces dans nos actions.

Pour cultiver cet alignement, il est important de pratiquer la conscience de soi et l'observation de nos pensées, nos paroles et nos actions. Cela implique d'être attentif à nos pensées et de vérifier si elles sont en accord avec nos paroles et nos actions. Si nous identifions des désalignements, nous pouvons travailler sur eux en ajustant nos pensées, en améliorant notre communication et en prenant des mesures concrètes pour agir en accord avec nos intentions.

L'alignement entre penser, dire et faire demande de la pratique et de la vigilance, mais il peut avoir un impact profond sur notre bien-être, notre confiance en nous-mêmes et nos relations avec les autres. En étant intentionnels dans notre alignement, nous sommes mieux en mesure de créer une vie épanouissante et alignée avec nos aspirations les plus profondes.

✱<u>Maintenant à vous</u> (notez-le dans votre cahier)

- Quelles sont vos prises de conscience ?
- Qu'allez-vous décider de mettre en place comme nouvelle action afin d'améliorer votre santé ?

<u>CHAPITRE II - Le coaching</u>

Le coach accompagne ses clients à clarifier leurs besoins, à identifier leurs blocages et à trouver des solutions pour atteindre leurs objectifs.

C'est une pratique professionnelle qui consiste à accompagner une personne ou un groupe de personnes dans l'atteinte de leurs objectifs personnels ou professionnels. Le coach encourage également ses clients à développer leur potentiel et leur confiance en eux. Cette pratique est utilisable dans de nombreux domaines, tels que le développement personnel, la vie professionnelle, la santé, les relations, etc. Il peut être réalisé en face à face ou à distance, et peut être individuel ou collectif. C'est une approche non directive, où le coach n'apporte pas de solutions toutes faites, mais accompagne le client à trouver ses propres réponses et solutions.

A- <u>Coaching = accompagnement</u>

L'importance du coaching ou de l'accompagnement dans notre cheminement de guérison et de transformation est comparable à celle d'avoir un guide bienveillant lors d'un voyage significatif. Tout comme un guide expérimenté peut nous aider à naviguer à travers des terrains inconnus et à surmonter les défis, un coach ou un accompagnateur peut jouer un rôle crucial dans notre parcours personnel et spirituel.

Voici quelques raisons pour lesquelles le coaching ou l'accompagnement revêtent une grande importance :

- <u>Clarté et vision</u> : un coach ou un accompagnateur peut vous aider à clarifier vos objectifs, vos aspirations et vos désirs profonds. Ils vous aident à développer une vision claire de ce que vous souhaitez accomplir et à élaborer un plan d'action pour y parvenir.
- <u>Soutien émotionnel</u> : le chemin de la guérison et de la transformation peut être parsemé d'émotions complexes et de défis intérieurs. Un coach vous offre un espace sécurisé pour exprimer vos sentiments, vos préoccupations et vos peurs, tout en vous fournissant un soutien émotionnel essentiel.

- <u>Motivation et responsabilisation</u> : un coach vous encourage à rester motivé et engagé dans votre cheminement. Ils vous aident à établir des objectifs réalistes et à vous responsabiliser pour prendre des mesures positives envers votre guérison et votre croissance personnelle.

- <u>Outils et techniques</u> : un coach expérimenté possède une variété d'outils, de techniques et de stratégies pour vous aider à surmonter les obstacles et à développer des compétences nécessaires pour votre épanouissement. Ils peuvent vous guider dans l'apprentissage de techniques de gestion du stress, de méditation, de communication efficace, et bien plus encore.

- <u>Changement de perspective</u> : un coach peut vous aider à voir les choses sous un nouvel angle et à remettre en question les croyances limitantes qui pourraient entraver votre progrès. Ils vous encouragent à élargir votre perspective et à explorer de nouvelles possibilités.

- <u>Résolution de situations</u> : lorsque vous êtes confronté à des défis ou des dilemmes, un coach peut vous aider à analyser la situation, à explorer des solutions et à prendre des décisions éclairées. Leur expérience et leur objectivité peuvent fournir une perspective précieuse.

- <u>Célébration des réussites</u> : un coach célèbre vos progrès et vos réussites avec vous, ce qui renforce votre sentiment d'accomplissement et de confiance en vous. Cela vous encourage à continuer à avancer vers vos objectifs.

En fin de compte, le coaching (ou l'accompagnement) est un partenariat puissant qui vous aide à vous connecter avec votre potentiel le plus élevé, à surmonter les obstacles et à créer une vie alignée avec vos valeurs et vos aspirations. Il offre un espace sécurisé pour explorer, grandir et se transformer tout en étant guidé par un mentor qui croit en votre capacité à guérir et à évoluer.

Pour mon cas, cela a révélé qui je suis :

J'ai commencé par me faire coacher en 2017 par une amie et je vous promets que ces séances touchent là où il y en a vraiment besoin. J'ai arrêté au bout de cinq séances car je n'étais pas encore prête aux changements à l'époque. Et tout est parfait.

*En 2019, je vais au salon Zen & Bio de Nantes et je retourne voir une conférence de **Gilles Guyon**. J'écoute ma petite voix qui me dit : « Prends-lui une formation ». Je fais toujours confiance en ma petite voix et c'est ce que j'ai fait. Je l'avais acheté en e-learning et j'avais posé le classeur à réception dans un coin de mon logement.*

Ce n'est que vers juin 2020, juste avant la fin du premier confinement, que je l'ouvre et que je vois que c'est une formation de coaching, une personne m'appelle deux jours après et me parle de Gilles Guyon et me dit qu'elle est facilitatrice et je décide de suivre cette formation en présentiel avec elle.

Un merveilleux chemin de réalisation a débuté.

Chacun de nous a besoin d'être accompagné car la vie n'est qu'une perpétuelle évolution et nous pouvons très facilement voir pour les autres et, pour soi-même, avoir du mal à lâcher le contrôle seul et voir la situation de manière objective et claire.

Vous voulez stagner ? Moi, NON.

Pour ma part, si je n'arrive pas à débloquer une situation seule, je fais appel à un coach. Je me fais d'ailleurs coacher régulièrement, ce qui me fait progresser incroyablement vite et fluidifie ma vie.

Nul n'est capable de voir la poutre qui se trouve au milieu de notre front et nous avons TOUS besoin les uns des autres.

Personne n'est supérieur ou inférieur à quiconque. Chacun a une place à tenir qui lui est propre.

Alors continuons à nous améliorer afin d'être la meilleure version de nous-même.

<u>Bonne nouvelle</u> : Je suis coach de vie et je peux vous accompagner si vous le désirez. En plus de mon côté intuitif, j'ai été formée à de nombreuses techniques comme le coaching de l'excellence chez LUNION FORMATION, la méthode NERTI (Nettoyage Energétique Rapide des Traumatismes Inconscients), j'ai été formée par Caroline Bachot à l'EFT(Emotional Freedom Technique) qui est une pratique psycho-énergétique de libération puissante des émotions qui utilisent les méridiens énergétiques chinois, la maïeusthésie, les soins énergétiques (comme le Lahochi, les soins d'ISIS), quelques formations en neuro-sciences, entre autres.

J'accompagne chacun des clients différemment car chacun de nous est unique et original.

Mais surtout, je vous conseille vivement d'aller vers la personne qui vous correspondra le mieux car c'est un procédé qui peut bousculer, il touche vos points sensibles et vous fait sortir de votre zone de confort.

<u>CHAPITRE III - L'adoption d'une posture positive</u>

70 % de la communication passe par le langage du corps.

La posture est importante pour la santé physique et mentale. Une bonne posture peut améliorer la confiance en soi, la respiration et la digestion.

La posture joue un rôle crucial dans notre santé physique et mentale. Une mauvaise posture peut entraîner des douleurs chroniques, des maux de tête, des problèmes de digestion, des tensions musculaires, une respiration insuffisante, ainsi qu'une diminution de l'estime de soi et de la confiance en soi.

En revanche, une bonne posture peut avoir des effets positifs sur notre santé et notre bien-être. Elle peut aider à réduire les douleurs physiques, à améliorer la circulation sanguine et la respiration, à augmenter l'énergie et la vitalité, ainsi qu'à renforcer la confiance en soi et l'estime de soi.

Pour avoir une bonne posture, il est important de maintenir l'alignement de la colonne vertébrale, de la tête et des épaules. Il est également important d'éviter de croiser les jambes, de garder les pieds à plat sur le sol et d'aligner les hanches avec les genoux.

Conseil : des exercices de renforcement musculaire peuvent également être utiles pour améliorer la posture. Par exemple, des exercices ciblant les muscles du dos, des abdominaux et des jambes peuvent aider à maintenir une bonne posture.

Il est également important de prendre des pauses régulières si vous travaillez assis ou debout pendant de longues périodes. Vous pouvez vous étirer, vous promener ou faire des exercices légers pour éviter de rester dans la même position pendant trop longtemps.

En somme, avoir une bonne posture peut avoir un impact significatif sur notre santé physique et mentale. En adoptant une posture correcte, nous pouvons réduire les douleurs, améliorer la respiration et la circulation sanguine, augmenter notre énergie et notre vitalité, ainsi que renforcer notre confiance et notre estime de soi.

✳<u>Maintenant à vous</u> (notez-le dans votre cahier)

Qu'avez-vous retenu de ce chapitre ?

<u>**CHAPITRE IV - La résilience**</u>

La résilience est la capacité de faire face aux situations difficiles, aux traumatismes et aux stress de la vie, et de rebondir avec force et courage. Elle implique la capacité de s'adapter aux changements, de trouver des solutions créatives aux problèmes et de maintenir une attitude positive même face à l'adversité.

Les bienfaits de la résilience sont nombreux. Elle peut aider à réduire le stress et l'anxiété, améliorer la confiance en soi, renforcer la capacité à gérer les émotions, améliorer les relations et stimuler la croissance personnelle.

Il existe plusieurs pratiques pour renforcer la résilience, notamment la méditation, l'exercice physique régulier, la pratique de la gratitude, la communication avec les autres, l'expression créative, le développement de la pensée positive et la prise de soin de soi-même. Il est important de comprendre que la résilience n'est pas quelque chose avec laquelle on naît, mais quelque chose que l'on peut développer et renforcer au fil du temps.

*<u>**Maintenant à vous**</u> (notez-le dans votre cahier)

- Écrivez les points principaux retenus de cette porte.

- Et êtes-vous prêt à transmuter vos blocages et vos croyances limitantes et à passer à l'action ?

PORTE 8

155

COMMUNIQUER

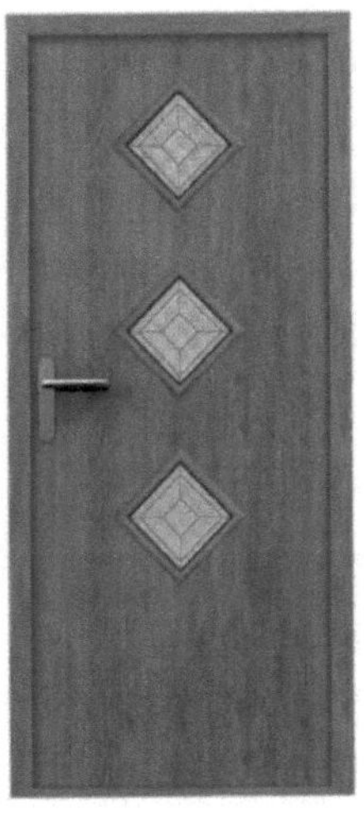

…Invitation à ouvrir…

Voici à présent un nouveau point très important à modifier en nous. De par notre éducation et notre scolarité, nous avons été conditionnés à fonctionner autrement qu'avec notre vraie nature, à noter, à se comparer, à juger, etc. que cela soit envers nous ou envers les autres.

Et si ce conditionnement ne servait qu'à nous diviser plutôt qu'à nous réunir…

CHAPITRE I - L'importance de la communication

La communication est un outil très important pour la guérison, car elle permet de clarifier les incompréhensions et les malentendus qui peuvent être à l'origine de la douleur émotionnelle. Cela peut se produire dans différentes situations, comme lors de conflits, de malentendus, de situations difficiles, etc. Une communication efficace peut aider à rétablir la confiance, à renforcer les liens et à promouvoir la guérison émotionnelle.

La communication est une compétence clé dans la vie quotidienne et professionnelle. Elle peut avoir un impact significatif sur la qualité de nos relations et de nos interactions avec les autres.

Le modèle « je pense, je dis, je fais » peut aider à améliorer la communication en clarifiant les messages et en favorisant une meilleure compréhension mutuelle.

En pratique, cela signifie qu'il est important :

- D'exprimer clairement ses pensées et sentiments, en évitant les généralisations et les accusations.

- D'utiliser un langage clair et précis, en évitant les ambiguïtés ou les expressions vagues.

- D'assumer la responsabilité de ses actions et de ses choix, en évitant de blâmer les autres ou de se défausser.

- D'être à l'écoute de l'autre, en faisant preuve d'empathie et en évitant les jugements hâtifs ou les interprétations erronées.

En suivant ce modèle, on peut améliorer la qualité de ses interactions avec les autres et favoriser une communication plus constructive et harmonieuse.

Il est important de se rappeler que la communication ne se limite pas seulement à ce que nous disons, mais aussi à la façon dont nous le disons. Le ton, l'intonation et le langage corporel sont également des éléments clés de la communication.

Selon les études menées dans le domaine de la communication, l'impact de la parole varie considérablement selon les personnes et les situations. Certains chercheurs estiment que la communication verbale représente environ 7 % de l'impact total de la communication, tandis que d'autres estiment que ce pourcentage est beaucoup plus élevé, allant jusqu'à 50 % ou plus. Cependant, il est important de noter que la communication ne se limite pas à la parole, mais comprend également des éléments tels que la gestuelle, l'expression faciale et la posture, qui ont également un impact significatif sur la perception et la compréhension d'un message.

En étant conscient de ces différents aspects de la communication, nous pouvons améliorer notre capacité à exprimer clairement nos pensées et sentiments, à comprendre les autres et à établir des relations plus solides.

Oser dire

Oser dire est une étape essentielle dans le processus de guérison, car elle permet de libérer les émotions et de prendre conscience de ses besoins. En effet, garder ses émotions et ses ressentis pour soi peut entraîner de la frustration, de l'anxiété et même des maladies physiques. Il est donc important de trouver des moyens d'exprimer ses émotions de manière constructive.

Oser dire consiste à exprimer ses besoins, ses sentiments et ses pensées de manière honnête et respectueuse. Cela permet de mieux se connaître et de développer des relations plus authentiques avec les autres.

Pour oser dire ce que l'on pense et ressent, il faut avant tout travailler sur sa confiance en soi. Il est important de se connaître, de reconnaître ses valeurs et ses limites, et d'apprendre à les défendre. Il est également essentiel de trouver les bons mots pour exprimer ses émotions de manière claire et respectueuse, sans porter de jugement sur soi ou sur les autres.

Pour y parvenir, il peut être utile de pratiquer des techniques de communication non violente, telles que l'empathie, l'écoute active et la reformulation. Il est également important de travailler sur sa capacité à gérer les conflits de manière positive et constructive.

En résumé, oser dire ce que l'on pense et ressent est un pas important vers la guérison. Cela permet de libérer les émotions, de mieux se connaître et de trouver des solutions aux problèmes. Il est essentiel de travailler sur sa confiance en soi et ses compétences en communication pour y parvenir.

✳Maintenant à vous (notez-le dans votre cahier)

Écrivez les points principaux retenus de ce chapitre

CHAPITRE II - La Communication non violente (CNV)

La CNV est un processus de communication développé par le psychologue Marshall B. Rosenberg. Elle vise à favoriser une communication authentique, respectueuse et bienveillante, tant envers soi-même qu'envers les autres. La CNV se concentre sur l'expression de nos besoins, émotions et sentiments, tout en écoutant avec empathie les besoins des autres.

Le processus de la CNV repose sur quatre étapes clés :

1. L'observation : observer objectivement une situation sans jugement ni interprétation. Décrire les faits concrets de manière neutre, sans évaluation personnelle.

2. Les sentiments : identifier et exprimer ses émotions liées à la situation. Il est essentiel de reconnaître nos émotions et de les partager de manière honnête.

3. Les besoins : prendre conscience de nos besoins fondamentaux derrière nos émotions. La CNV nous encourage à identifier nos besoins insatisfaits et à les exprimer clairement.

4. La demande : formuler une demande claire et positive pour satisfaire nos besoins. Il s'agit de faire une demande concrète, réalisable et qui respecte également les besoins des autres.

L'objectif de la CNV est de créer un espace d'écoute et d'empathie où chacun peut s'exprimer librement sans craindre d'être jugé ou critiqué. Cela favorise une meilleure compréhension mutuelle et aide à résoudre les conflits de manière constructive.

La CNV nous invite également à développer notre capacité à écouter activement et à faire preuve d'empathie envers les autres. Cela signifie être attentif aux sentiments et besoins de l'autre, sans chercher à le juger ou à lui donner des conseils.

En utilisant la CNV dans nos interactions quotidiennes, nous pouvons créer des relations plus harmonieuses, authentiques et respectueuses. Cela nous permet également de mieux comprendre nos propres besoins et émotions, ce qui contribue à notre bien-être émotionnel et à notre capacité à communiquer efficacement avec les autres. La CNV est un outil puissant pour améliorer notre communication et nos relations, tant sur le plan personnel que professionnel.

Dans nos relations, il est important de prendre le temps d'écouter les autres et de comprendre leur point de vue, même si nous ne sommes pas d'accord. Il faut également être conscient de nos propres sentiments et besoins, et les exprimer de manière claire et directe, sans jugement ni accusation envers l'autre personne. Enfin, il est important de formuler des demandes claires et réalisables, tout en restant ouvert à des compromis. *Dans mon cas, une thérapeute m'a parlé de la Communication non violente pour la première fois en 2012 et cela a transformé ma communication car j'ai vraiment pris conscience de l'impact du « tu » sur l'autre (comme on dit, le « tu » tue…).*

Dans la CNV, on exprime ce que l'on ressent avec le «je » car on ne parle que de soi, si bien que l'autre ne se sent pas accusé.

J'ai suivi en 2015 une première formation avec mon amie Béatrice Jégou, et cela remue beaucoup car j'ai pris conscience que chacun de nous vit sa propre vision et qu'il est important d'exprimer nos ressentis le plus clairement possible car l'autre a un cadre qui peut être totalement différent voir opposé au tien.

La CNV a transformé ma vie. Cette façon de s'exprimer est la base de la communication.

*Au début de l'année 2023, je cherchais à refaire des exercices à ce sujet et, tout compte fait, j'ai repris une nouvelle formation de CNV avec **Jean-Daniel Perrin** et j'en suis ravie.*

Et, grâce à son accompagnement, j'ai pu régler certaines situations de façon rapide et efficace. Merci Merci Merci. Je vous recommande vivement sa formation.

*En refaisant cette formation, j'ai enregistré des éléments complémentaires que je n'avais pas encore intégrés la première fois comme après avoir exprimé son ressenti, demander à l'autre ce que cela fait pour lui quand on lui dit cela afin de **garder le lien**, la base de toute relation.*

C'est en répétant plusieurs fois les choses que nous nous transformons.

N.B : la CNV est la base de la communication et elle devrait être enseignée dès notre plus jeune âge à tous.

Ce qui est important aussi, je ne le répéterai jamais assez, c'est d'écouter notre intuition et de nous diriger vers le formateur qui nous correspond.

<u>**La vision de Jean-Daniel Perrin**</u> :

« Pourquoi la CNV et comment elle peut m'aider à ré enchanter ma vie ?

La Communication non violente (CNV) proposée par Marshall ROSENBERG depuis plus de cinquante ans attire de plus en plus de personnes animées par la volonté de réduire les tensions parfois entraînées par leur manière de communiquer.

Marshall ROSENBERG a choisi « Non Violente » par fidélité au mouvement non violent de Gandhi et Martin Luther King. Toutefois, cette expression peut surprendre, et ne pas exprimer exactement les bienfaits de la CNV.

L'expression Communication Naturelle et Vivifiante me semble plus proche de l'expérience de la CNV et j'y ajouterai même un P correspondant à Profondeur, donc **CNVP :**

N pour Naturelle : parce que c'est la façon de communiquer des bébés, une spontanéité qui se perd à cause des croyances, des peurs et des habitudes qui s'installent au fil du temps.

V pour Vivifiante : parce qu'en la pratiquant, nous touchons ce que Guy Corneau appelle « le meilleur de soi », là où nous sommes complètement vivants.

P pour Profondeur : Parce que cette forme de communication, ce lien avec l'autre prend alors tout son sens car il vient de MA Profondeur, du lien qui existe avec moi-même.

Deux citations de M. ROSENBERG :

« Chaque fois que je fais quelque chose, c'est pour satisfaire un besoin »

« Un besoin a plus besoin d'être reconnu, nommé, que satisfait »

Ainsi, la CNVP me permet de vivre en harmonie avec ce qui se passe en moi, dans MA profondeur !

En comprenant ce qui se passe en moi, j'augmente la connaissance de soi, je clarifie mes émotions et mes besoins.

La connaissance de soi m'aide à construire petit à petit la confiance en soi et l'estime de soi.

Comment ?

Qu'est-ce qui nous gâche la vie ?

Les petites insatisfactions, les attentes déçues, les paroles «jugeantes » ou que nous interprétons comme telles, génèrent en nous des « manques » qui prennent d'autant plus de place qu'ils sont souvent inconscients et qui agissent sur moi. Notre sensibilité à tous ces manques se fait plus vive, pendant que la confiance et l'estime de soi diminuent voire disparaissent.
Le cheminement d'auto-empathie consiste à aller toucher, éclairer et accueillir ces manques, ces colères, ces tristesses, qui sont autant de portes s'ouvrant sur la cause profonde de nos BESOINS non satisfaits, non nourris.

Si une situation ne te convient pas, change là !

Si tu ne peux la changer, change ton regard !

Donc plutôt que regarder ce que l'autre fait ou ne fait pas, entendre ce qu'il dit ou ne dit pas, je vais orienter mon regard, mes oreilles, mon attention vers mon intérieur. Ainsi, avec le meilleur de moi, nourrir ce besoin en me remémorant un moment, une situation où il a été grandement nourri.

Je passe alors du besoin en « en creux », « en manque » au besoin nourri, « en plein » et je le goûte !

La vie prend alors une autre dimension, pleine de couleurs chatoyantes qui remplacent la grisaille du manque.

Je contacte une certaine plénitude, qui m'aide à m'ouvrir à l'autre, à reconnaître et accueillir ses besoins du moment, vivants.

Une vraie relation s'établit alors, basée sur notre humanité profonde commune.

Dans cet espace au-delà du bien et du mal où l'on donne rendez-vous à l'autre.

Là où se trouvent mes besoins et tous ceux que je partage avec l'humanité.

C'est sur ce chemin qu'apparaissent l'apaisement recherché et l'embellissement nourrissant. » Jean-Daniel Perrin

✴Maintenant à vous (notez-le dans votre cahier)

Écrivez les points principaux retenus de ce paragraphe.

CHAPITRE III - Ho'oponopono

Ho'oponopono est une pratique traditionnelle hawaïenne de guérison et de réconciliation. Elle repose sur la croyance que tout ce qui nous arrive est créé par nos propres pensées, nos paroles et nos actions, et qu'en prenant la responsabilité de notre vie, nous pouvons guérir nos blessures émotionnelles et rétablir l'harmonie en nous-mêmes et dans nos relations.

Aux dix-huit ans de mon aînée, mon cadeau fut un voyage à Majorque. Elle avait oublié de prendre un livre pour nos vacances. Je lui ai proposé de se servir dans ma bibliothèque et

elle a choisi Ho'oponopono. Ce fut le début de sa transformation spirituelle.

La pratique de *Ho'oponopono* consiste en quatre phrases simples, « Je suis désolé(e) », « S'il vous plaît, pardonnez-moi », « Je vous remercie », « Je vous aime », qui sont répétées comme un mantra.

Ces phrases sont utilisées pour demander pardon, exprimer de la gratitude, transmettre de l'amour et effacer les blocages émotionnels.

Pour utiliser cette technique, il est important de commencer par prendre la responsabilité de sa vie et de ses expériences. Ensuite, il suffit de répéter ces quatre phrases en pensant à la personne ou à la situation qui pose problème. Il n'est pas nécessaire de dire ces phrases à haute voix, on peut simplement les répéter mentalement. Avec le temps, cette pratique peut aider à dissoudre les blocages émotionnels et à rétablir l'harmonie.

Conseil : pratiquez des exercices, comme la méditation et la visualisation. Je vous encourage également à tenir un journal pour noter vos émotions et vos pensées qui surgissent pendant la pratique de Ho'oponopono. Cela peut aider à identifier vos blocages émotionnels et à travailler à leur guérison.

Je vous recommande, entre autres, le livre *Ho'oponopono nouveau* de Luc Bodin. Le plus : Nous n'avons pas besoin de connaître l'origine du traumatisme pour le laisser aller, il suffit de demander de transmuter à partir de son origine.

✳**Maintenant à vous** (notez-le dans votre cahier)

Écrivez les points principaux retenus de ce paragraphe.

CHAPITRE IV - Les accords toltèques

Les cinq accords toltèques pour la guérison sont :

1. <u>Que ta parole soit impeccable</u> : cela signifie de s'exprimer avec authenticité et de ne dire que des choses positives et bienveillantes envers soi-même et les autres.

2. <u>Ne prends rien personnellement</u> : ce deuxième accord nous apprend à ne pas prendre les critiques, les jugements ou les comportements des autres personnellement, mais plutôt à comprendre que cela reflète leur propre réalité.

3. <u>Ne fais aucune supposition</u> : cet accord nous encourage à clarifier et à poser des questions plutôt que de supposer les intentions ou les pensées des autres.

4. <u>Fais toujours de ton mieux</u> : il s'agit de faire de son mieux à chaque instant, sans se comparer aux autres ou se juger soi-même.

5. <u>Sois sceptique, mais apprends à écouter</u> : ce dernier accord nous encourage à remettre en question nos croyances et nos perceptions, mais aussi à écouter les autres avec ouverture d'esprit.

Conseil : pour appliquer ces accords dans notre vie, il est important de prendre conscience de nos propres comportements et pensées, et de s'engager à les changer pour atteindre une meilleure santé émotionnelle. Cela peut se faire en pratiquant la méditation, en étant conscient de nos pensées négatives et en les remplaçant par des pensées positives, et en prenant des actions positives pour améliorer nos relations avec les autres. En suivant les accords toltèques, nous pouvons atteindre une plus grande paix intérieure et des relations plus harmonieuses avec les autres.

Il s'agit ici du livre *Les 4 accords toltèques*, qui offre un guide pratique pour vivre une vie heureuse et épanouissante et *Le 5e accord toltèque, la voie de la maîtrise de soi*, tous les deux de Don Miguel Ruiz.

✱<u>Maintenant à vous</u> (notez-le dans votre cahier)

Écrivez les points principaux retenus de ce chapitre.

<u>CHAPITRE V - La métacommunication</u>

La métacommunication, également connue sous le nom de communication de second ordre, fait référence à la communication sur la communication elle-même. Dans le contexte de la guérison, la métacommunication joue un rôle important car elle permet de comprendre les schémas de communication et d'interaction qui peuvent influencer notre état de santé et de bien-être.

Voici comment la métacommunication peut être appliquée dans le processus de guérison :

- <u>Comprendre les schémas de communication</u>
  En observant comment nous communiquons avec les autres et avec nous-mêmes, nous pouvons repérer des schémas de communication qui peuvent avoir un impact sur notre santé. Par exemple, des schémas de communication négatifs, comme l'autocritique constante,

peuvent contribuer au stress et à la détérioration de la santé.

- <u>Identifier les croyances et les émotions cachées</u>
  La métacommunication permet d'explorer les croyances sous-jacentes et les émotions cachées derrière nos paroles et nos actions. Parfois, nos communications superficielles cachent des peurs, des doutes ou des besoins non exprimés qui peuvent avoir un lien direct avec notre état de santé.

- <u>Améliorer la communication interpersonnelle</u>
  En étant conscients de nos schémas de communication, nous pouvons travailler à améliorer nos relations avec les autres. Des conversations plus ouvertes, empathiques et sincères peuvent contribuer à la guérison émotionnelle et à la création d'un réseau de soutien positif.

- <u>Renforcer la communication avec le corps</u>
  La métacommunication implique également d'être à l'écoute de notre corps et de ses signaux. En écoutant attentivement nos sensations physiques, nos douleurs et nos tensions, nous pouvons mieux comprendre ce dont notre corps a besoin pour guérir.

- <u>Utiliser la métacommunication dans les thérapies</u>
  De nombreuses thérapies utilisent la métacommunication comme outil de guérison. Par exemple, en psychothérapie, les patients peuvent explorer leurs schémas de communication pour identifier les modèles négatifs et travailler à les modifier.

- <u>Créer un dialogue intérieur positif</u>
  La métacommunication peut également s'appliquer au dialogue intérieur. En observant nos pensées et en les modifiant pour qu'elles soient plus positives et constructives, nous pouvons favoriser un état mental qui soutient la guérison.

En incorporant la métacommunication dans le processus de guérison, nous développons une compréhension plus profonde de nous-mêmes, de nos relations et de nos besoins. Cela peut ouvrir la voie à des transformations positives, tant sur le plan physique que mental, et contribuer à un processus de guérison plus holistique.

＊<u>Maintenant à vous</u> (notez-le dans votre cahier)

- Écrivez les points principaux retenus de ce paragraphe.
- Écrivez les points principaux retenus de cette porte.

PORTE 9

SE RECONNECTER À SOI

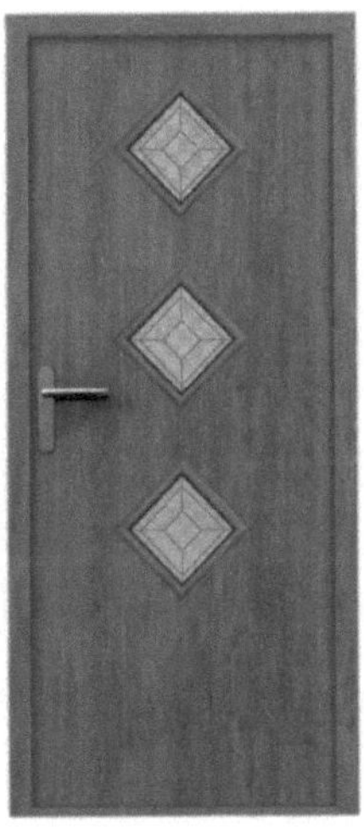

...Invitation à ouvrir...

L'importance d'être dans le moment présent (cf. porte 18)

Si vous restez dans le passé, vous n'êtes pas présent à ce qui est et vous ressassez le passé continuellement.

Si vous vous projetez dans le futur, vous pouvez créer des peurs inutiles car vous ne savez pas à l'avance ce qu'il se passera et la peur crée notre danger.

Seul le moment présent compte. Alors, soyez présent dans cet instant et vivez-le au mieux.

CHAPITRE I - La respiration

La respiration est une fonction vitale de notre corps, mais elle peut également être utilisée comme un outil puissant pour la guérison. Elle est une clé importante pour la relaxation et le bien-être. L'art de respirer est bien plus qu'une fonction automatique de notre corps. C'est une pratique profonde qui peut avoir un impact significatif sur notre bien-être physique, émotionnel et mental. Respirer consciemment et intentionnellement peut être une source de calme, de clarté et de guérison.

A - Comment la respiration peut-elle aider dans le processus de guérison ?

- <u>Apaisement du stress</u> : prendre quelques instants pour respirer profondément peut instantanément réduire le stress et l'anxiété. Des respirations profondes activent le système nerveux parasympathique, favorisant un état de relaxation.

- <u>Gestion des émotions</u> : lorsque nous prenons conscience de notre respiration, nous pouvons mieux gérer nos émotions. En respirant consciemment, nous créons un espace entre nos réactions émotionnelles et nos actions, nous permettant de répondre de manière plus calme et réfléchie.

- Clarté mentale : une respiration consciente augmente l'apport en oxygène au cerveau, ce qui peut améliorer la concentration, la clarté mentale et la créativité. Cela peut être particulièrement utile lorsque nous sommes confrontés à des défis ou à des décisions importantes.

- Gestion de la douleur : la respiration profonde peut aider à atténuer la perception de la douleur. En nous concentrant sur la respiration plutôt que sur la douleur, nous pouvons créer un effet apaisant et même favoriser la libération de certaines endorphines naturelles.

- Amélioration de la posture : en développant une conscience de la respiration, nous sommes plus enclins à adopter une posture droite. Cela peut contribuer à réduire les tensions dans le dos, les épaules et le cou.

- Renforcement du système immunitaire : une respiration profonde stimule la circulation lymphatique, favorisant ainsi un système immunitaire plus fort. Cela peut contribuer à une meilleure santé globale.

- Connecter le corps et l'esprit : la respiration consciente peut être un lien puissant entre le corps et l'esprit. Elle nous rappelle notre présence ici et maintenant, nous aidant à nous ancrer et à être plus connectés à notre expérience.

B- Les techniques de respiration pour la guérison

Il existe de nombreuses techniques de respiration pour la guérison, telles que la respiration profonde, la respiration abdominale, la respiration alternée des narines et la respiration en cohérence cardiaque. Chacune de ces techniques a ses propres avantages et peut être utilisée en fonction des besoins individuels de chacun.

La respiration profonde implique de prendre de longues inspirations et des expirations lentes et profondes pour aider à calmer l'esprit et à détendre le corps. La respiration abdominale implique de respirer en utilisant principalement le diaphragme pour aider à oxygéner le corps et à réduire le stress. La respiration alternée des narines est une technique de respiration yogique qui implique de bloquer alternativement une narine et d'inhaler et d'exhaler par l'autre narine pour aider à équilibrer l'énergie dans le corps. La respiration en cohérence cardiaque implique de respirer à un rythme régulier pour aider à synchroniser le rythme cardiaque et à réduire le stress.

En pratiquant régulièrement ces techniques de respiration pour la guérison, vous pouvez améliorer votre santé physique et mentale, réduire les niveaux de stress et augmenter votre bien-être général.

C- __La respiration consciente__

La respiration consciente est une pratique simple mais profonde de pleine conscience. Elle consiste à porter une attention délibérée à votre respiration, en vous concentrant sur le rythme de l'air entrant et sortant de vos poumons.

Voici comment la pratiquer :

1. <u>Trouvez un endroit calme</u> : choisissez un endroit tranquille où vous ne serez pas dérangé. Vous pouvez vous asseoir confortablement sur une chaise ou sur le sol, ou même vous allonger si vous préférez.

2. <u>Fermez les yeux</u> : fermez doucement vos yeux pour vous déconnecter visuellement de votre environnement extérieur.

3. <u>Portez attention à votre respiration</u> : commencez à porter votre attention sur votre respiration. Remarquez le mouvement de l'air qui entre par votre nez ou votre bouche et qui remplit vos poumons, puis observez-le qui s'échappe en vous concentrant sur les sensations subtiles de ce processus.

4. <u>Restez concentré</u> : lorsque vous commencez à vous perdre dans des pensées, des soucis ou des distractions, ramenez doucement votre attention à votre respiration. Soyez bienveillant envers vous-même et ne vous jugez pas pour avoir été distrait.

5. <u>Soyez présent</u> : l'objectif est de rester présent et conscient du moment présent à travers la respiration. Sentez chaque inspiration et expiration, en ressentant les sensations dans votre corps à mesure que vous respirez.

6. <u>Respirez naturellement</u> : laissez votre respiration se faire naturellement, sans forcer ni contrôler. Laissez-la suivre son propre rythme.

7. <u>Pratiquez régulièrement</u> : vous pouvez commencer par quelques minutes chaque jour et augmenter progressivement la durée à mesure que vous vous sentez à l'aise. Même de courtes périodes de respiration consciente peuvent avoir un impact positif sur votre état d'esprit et votre bien-être.

La respiration consciente peut vous aider à calmer votre esprit, à réduire le stress et à cultiver une plus grande présence dans votre vie quotidienne. Elle peut être pratiquée n'importe où et à tout moment, ce qui en fait un outil puissant pour vous reconnecter à l'instant présent.

<u>En ce qui me concerne</u>, pour m'habituer à pratiquer, j'ai longtemps utilisé en écoutant sur YouTube « la cohérence

cardiaque les yeux fermés », cinq minutes le matin au réveil et cinq minutes avant de me coucher. À présent, je médite régulièrement.

✳<u>Maintenant à vous</u> (notez-le dans votre cahier)

Écrivez les points principaux retenus de ce chapitre.

<u>CHAPITRE II - La méditation</u>

La méditation est une pratique qui permet de se connecter avec son être intérieur, de se libérer du stress et des émotions négatives, et de développer une plus grande conscience de soi. Elle procure des bienfaits sur le plan physique, mental et émotionnel. En méditant, nous entrons dans un état de relaxation profonde qui permet à notre esprit de se libérer des pensées négatives, des soucis et du stress quotidien.

En libérant notre esprit, nous pouvons mieux nous concentrer sur nos sentiments et nos émotions, et ainsi les comprendre et les traiter de manière plus efficace.

Elle peut également aider à réduire l'anxiété et la dépression, à améliorer la qualité de sommeil, à renforcer le système immunitaire, à réduire la tension artérielle et à améliorer la fonction cérébrale. Cela peut aussi nous aider à mieux gérer la douleur chronique et à développer une plus grande conscience de soi.

Il existe différentes techniques de méditation, telles que la méditation de pleine conscience, la méditation transcendantale, la méditation guidée, la méditation de visualisation, entre autres.

Il est important de trouver la technique qui convient le mieux à chaque individu, car cela peut varier en fonction des besoins et des préférences personnelles.

La pratique régulière de la méditation peut être bénéfique pour la guérison intérieure et aider à maintenir un équilibre émotionnel sain. Cependant, il est important de se rappeler que la méditation ne doit pas remplacer les traitements médicaux si nécessaire.

Ensuite, j'ai suivi de nombreux parcours méditatifs de Deepak Chopra et je vous les recommande de tout cœur.

Laissez-vous guider.

Voici quelques techniques efficaces de méditation que vous pourriez essayer :

- Méditation de pleine conscience (mindfulness) : asseyez-vous confortablement, fermez les yeux et portez votre attention sur votre respiration. Laissez vos pensées venir et partir sans jugement, en vous concentrant simplement sur le moment présent.
- Méditation guidée : écoutez une méditation guidée préenregistrée qui vous dirige à travers une expérience de détente et d'exploration intérieure. Cela peut inclure des visualisations, des affirmations positives et des conseils de relaxation.
- Méditation de gratitude : prenez quelques minutes pour vous concentrer sur ce pour quoi vous êtes reconnaissant dans votre vie. Visualisez ces éléments et ressentez la gratitude dans votre cœur.
- Méditation en marchant : marchez lentement et délibérément en vous concentrant sur chaque pas que vous faites. Portez votre attention sur le mouvement de vos pieds, la sensation du sol sous vos pieds et votre respiration.

- <u>Méditation du mantra</u> : répétez silencieusement un mot ou une phrase significative (mantra) tout en vous concentrant sur sa résonance et son rythme. Cela peut aider à calmer l'esprit et à induire un état méditatif.
- <u>Méditation de la respiration</u> : asseyez-vous confortablement et concentrez-vous sur votre respiration. Comptez vos inspirations et expirations ou observez simplement le flux d'air entrant et sortant de vos narines.
- <u>Méditation des chakras</u> : visualisez et méditez sur les différents centres d'énergie (chakras) dans votre corps. Vous pouvez imaginer chacun d'eux s'ouvrant, se purifiant et diffusant de l'énergie positive.
- <u>Méditation de compassion</u> : portez votre attention sur un être cher, sur vous-même ou sur l'humanité dans son ensemble. Envoyez des pensées bienveillantes et aimantes, en cultivant la compassion.
- <u>Méditation de relaxation progressive</u> : détendez-vous en portant votre attention sur chaque partie de votre corps, en relâchant consciemment la tension à mesure que vous progressez.
- <u>Méditation en utilisant des sensations corporelles</u> : concentrez-vous sur les sensations physiques de votre corps, telles que la chaleur, le froid, les picotements, etc. Cela peut vous aider à vous ancrer dans le moment présent.

L'essentiel est de trouver la technique qui vous convient le mieux et de la pratiquer régulièrement. La méditation peut être un moyen puissant de cultiver la tranquillité mentale, la clarté et la paix intérieure.

✳<u>Maintenant à vous</u> (notez-le dans votre cahier)

Écrivez les points principaux retenus de ce chapitre.

CHAPITRE III - Se reconnecter à nos cinq sens

Se reconnecter à tous nos sens est un aspect essentiel dans le chemin de la guérison. Nos sens jouent un rôle fondamental dans notre expérience du monde et dans notre bien-être global. Ils nous permettent d'entrer en contact avec notre environnement, de percevoir et d'interpréter les informations sensorielles, et d'établir une connexion profonde avec nous-mêmes.

Lorsque nous sommes malades, stressés ou déséquilibrés, il est fréquent que nous nous coupions de nos sens, que nous devenions moins attentifs à ce qui se passe en nous et autour de nous. Cela peut entraîner une perte de contact avec notre corps, nos émotions, nos besoins et nos intuitions. En se reconnectant à tous ses sens, nous réactivons notre capacité à ressentir pleinement et à vivre de manière plus présente.

Voici quelques façons de le faire :

- <u>Écoute</u> : prêtez attention aux sons qui vous entourent, que ce soit la nature, la musique, les voix des autres, ou même les sons subtils à l'intérieur de votre corps. Écoutez avec attention et laissez-vous porter par les vibrations sonores.
- <u>Vue</u> : soyez conscient de votre environnement visuel. Observez les couleurs, les formes, les textures et les mouvements qui vous entourent. Prenez le temps de contempler la beauté de la nature, des œuvres d'art ou des moments simples du quotidien.
- <u>Toucher</u> : ressentez les sensations physiques à travers le toucher. Appréciez la douceur d'un tissu, la chaleur du soleil sur votre peau, la caresse d'une main aimante. Pratiquez des exercices de toucher conscient, comme le

massage, pour vous connecter à votre corps et libérer les tensions.

- <u>Goût</u> : dégustez vos aliments avec pleine conscience. Prenez le temps de savourer chaque bouchée, en remarquant les saveurs, les textures et les sensations gustatives. Cultivez une relation consciente avec la nourriture et choisissez des aliments qui nourrissent votre corps et votre esprit.
- <u>Odorat</u> : appréciez les parfums et les odeurs qui vous entourent. Respirez profondément et remarquez les arômes subtils de la nature, des fleurs, des herbes, des huiles essentielles, ou même des aliments que vous préparez. L'odorat est étroitement lié à nos émotions, il peut donc être un puissant moyen de se connecter à soi-même.

En nous reconnectant à tous nos sens, nous élargissons notre expérience de la vie, nous renforçons notre présence et notre connexion à nous-mêmes. Cela nous aide à être plus conscients de nos besoins, de nos émotions et de notre intuition, ce qui est essentiel pour notre guérison physique, émotionnelle et spirituelle. En développant cette pleine conscience sensorielle, nous sommes en mesure de mieux prendre soin de nous-mêmes et de cultiver un état de bien-être global.

CHAPITRE IV - Se reconnecter à notre intuition

Où se situe notre intuition ?

Le cerveau humain est divisé en deux hémisphères, le cerveau droit et le cerveau gauche, qui ont des fonctions distinctes mais travaillent en étroite collaboration pour nous permettre de percevoir, de penser, de ressentir et d'agir dans le monde.

Cerveau gauche :

- Logique et analyse : l'hémisphère gauche est associé aux compétences analytiques, à la logique, à la pensée rationnelle et à la résolution de problèmes.

- Langage : c'est l'hémisphère dominant pour le langage chez la plupart des personnes. Il gère la compréhension et la production du langage, ainsi que la lecture et l'écriture.

- Pensée séquentielle : le cerveau gauche traite l'information de manière séquentielle, en suivant des étapes logiques.

Cerveau droit :

- Créativité et imagination : l'hémisphère droit est associé à la créativité, à l'imagination, à la pensée holistique et à la pensée latérale.

- Intuition : il est lié à notre capacité intuitive à percevoir des schémas et des significations plus larges, même sans preuves directes.

- **Reconnaissance des émotions** : le cerveau droit est souvent plus habile à reconnaître et à interpréter les émotions dans les expressions faciales et les intonations vocales.

- **Pensée globale** : il traite l'information de manière holistique, en considérant les relations et les connexions globales.

Il est important de noter que bien que le cerveau soit divisé en deux hémisphères avec des fonctions spécifiques, ces fonctions ne sont pas strictement localisées et les deux hémisphères travaillent ensemble de manière complexe. La plupart des activités humaines, y compris la prise de décision, la créativité et la communication, impliquent une collaboration étroite entre les deux hémisphères.

Les théories concernant les différences entre le cerveau droit et le cerveau gauche ont été largement popularisées, mais il est important de les considérer avec nuance et de reconnaître que chaque personne possède un mélange unique de compétences et de traits provenant des deux hémisphères.

L'intelligence intuitive

L'intelligence intuitive est la capacité à écouter son intuition et à prendre des décisions en fonction de ses instincts et de son ressenti intérieur. Cette pratique peut aider à mieux se connaître et à suivre le chemin qui correspond le mieux à ses aspirations et à ses valeurs.

En effet, l'intelligence intuitive peut jouer un rôle important dans le processus de guérison en nous permettant de nous connecter à notre sagesse intérieure et à notre véritable nature. Elle nous aide à écouter notre intuition et notre ressenti intérieur pour prendre des décisions qui sont alignées avec nos aspirations et nos valeurs profondes.

Se reconnecter à son intuition est une démarche merveilleuse pour cultiver une meilleure compréhension de soi et prendre des décisions plus alignées avec votre véritable moi.

L'intuition est cette voix intérieure, cette perception subtile et profonde qui nous guide sans recourir à la logique ou à l'analyse rationnelle. C'est une forme de connaissance instantanée, une compréhension intuitive des choses, des situations ou des choix, souvent au-delà de ce que l'esprit conscient peut expliquer. L'intuition peut se manifester sous forme de sentiments, de sensations physiques, d'idées soudaines, de pressentiments ou de pensées spontanées qui semblent surgir de nulle part.

C'est comme une boussole intérieure qui peut nous aider à prendre des décisions éclairées, à résoudre des problèmes complexes et à saisir des opportunités. L'intuition peut également jouer un rôle crucial dans la créativité, en nous guidant vers de nouvelles idées et en nous aidant à explorer des perspectives différentes.

Il est important de noter que l'intuition ne doit pas être confondue avec la conjecture ou les suppositions. **Elle est souvent le résultat de notre subconscient qui traite des informations que nous avons accumulées au fil du temps, même si nous n'en sommes pas « conscients consciemment ».**

Cultiver l'intuition implique de se connecter profondément avec soi-même, d'écouter nos sensations et nos ressentis intérieurs, et d'apprendre à faire confiance à ces impulsions instinctives. L'intuition peut être développée et affinée avec la pratique et l'attention consciente.

Voici quelques **pratiques** simples pour renforcer cette connexion intuitive :

- <u>Méditation</u> : prenez quelques minutes chaque jour pour méditer. Asseyez-vous dans un endroit calme, fermez les yeux et concentrez-vous sur votre respiration. Laissez les pensées passer et essayez d'écouter les impressions subtiles qui émergent de votre esprit.
- <u>Journaling intuitif</u> : écrivez dans un journal tous les jours, en posant des questions à votre intuition. Laissez les réponses venir naturellement, sans jugement ni analyse. Vous pourriez être surpris par les idées et les ressentis qui émergent.
- <u>Moment de silence</u> : offrez-vous régulièrement des moments de silence. Éloignez-vous de l'agitation quotidienne, éteignez les distractions et trouvez un espace tranquille pour simplement « être ». C'est dans ces moments de calme que votre intuition peut se manifester.
- <u>Écoutez votre corps</u> : soyez attentif aux signaux de votre corps. Votre intuition peut se manifester sous forme de sensations physiques comme des frissons, des picotements ou une sensation de légèreté. Apprenez à reconnaître ces signaux.
- <u>Pratiquez le détachement</u> : laissez de côté les attentes et les préjugés. Plus vous êtes ouvert et détaché du résultat, plus il est facile d'écouter votre intuition sans être influencé par vos désirs ou vos peurs.
- <u>Faites confiance à vos premières impressions</u> : lorsque vous êtes confronté à une décision ou à une situation, notez vos premières impressions. Ces premières pensées ou sentiments sont souvent liés à votre intuition avant que votre mental ne commence à analyser.

- <u>Créativité</u> : engagez-vous dans des activités créatives telles que la peinture, l'écriture, la musique ou le jardinage. Ces moments de création libre peuvent stimuler votre intuition en éloignant votre esprit analytique.
- <u>Se connecter à la nature</u> : passez du temps dans la nature en observant les éléments naturels tels que les arbres, les fleurs et les cours d'eau. La nature a une manière de favoriser l'éveil de notre intuition.
- <u>Faire confiance à l'inconnu</u> : osez suivre parfois votre intuition, même si cela ne semble pas rationnel à première vue. Parfois, les plus grandes découvertes viennent lorsque nous embrassons l'inconnu.
- <u>Pratique régulière</u> : comme toute compétence, la connexion à votre intuition nécessite une pratique régulière. Plus vous ferez de l'exercice, plus vous développerez votre sens intuitif.

Rappelez-vous que chaque personne peut ressentir et développer son intuition de manière unique. Soyez patient avec vous-même et ouvert à ce que votre intuition a à vous offrir.

En écoutant notre intuition, nous pouvons prendre des décisions plus éclairées et plus alignées avec notre véritable nature, ce qui peut nous aider à trouver la paix intérieure et à guérir de nos blessures émotionnelles.

Pour mon cas, l'intuition est ma qualité première. Même si je m'en suis éloignée pendant des années, je l'ai reconnecté en 2015 aussi.

Je me laisse guider par mon intuition, cette petite voix qui me murmure des choses importantes et des voies à suivre. Je me connecte à elle avec confiance et me laisse guider par elle.

Grâce à celle-ci, j'ai été attirée par un jeu d'oracle au salon Zen & Bio de Nantes en 2014. J'ai alors eu le bonheur de rencontrer **Vanessa Mielczareck** *pour la première fois. Ce jour-là, elle m'a dédicacé son oracle « Les portes de l'intuition » et j'étais loin de penser que, quelques années plus tard, je continuerai à me procurer tous ses oracles et ses livres et que je suivrai également la formation de coaching « LUNION FORMATION » dont elle est co-créatrice avec Gilles Guyon, son mari.*

✳**<u>Maintenant à vous</u>** (notez-le dans votre cahier)

Écrivez les points principaux retenus de cette porte.

PORTE 10

ÉLEVER NOTRE VIBRATION

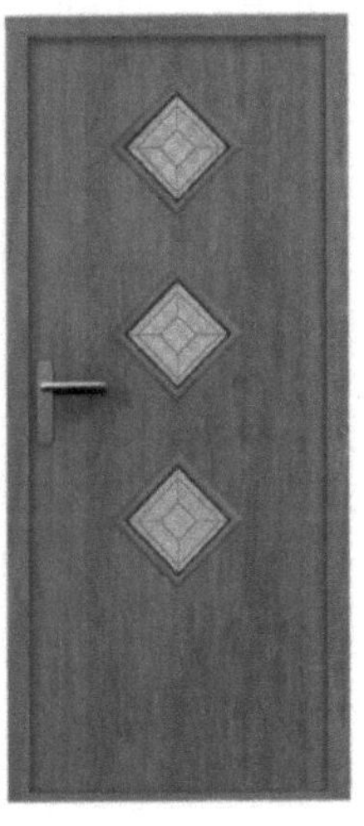

…Invitation à ouvrir…

Tout est vibration. Nos vibrations peuvent être hautes ou basses, positives ou négatives, et peuvent affecter notre état mental, émotionnel et physique. Parallèlement, il est primordial de conscientiser que nous attirons toujours ce que nous vibrons consciemment ou inconsciemment.

CHAPITRE I - L'importance de notre état vibratoire

Nos différentes vibrations jouent un rôle essentiel dans notre expérience de vie et notre bien-être. Chaque être humain et chaque chose dans l'univers vibre à une fréquence spécifique, et ces vibrations peuvent être influencées par nos pensées, émotions, actions et environnement.

Voici quelques **aspects importants** à considérer concernant nos différentes vibrations :

- <u>Énergie vibratoire</u> : tout dans l'Univers est composé d'énergie, et cette énergie vibre à des fréquences spécifiques. Nos pensées, émotions et intentions émettent également des vibrations qui interagissent avec l'énergie environnante.
- <u>État émotionnel</u> : nos émotions sont étroitement liées à nos vibrations. Des émotions positives comme l'amour, la gratitude et la joie élèvent nos vibrations, tandis que des émotions négatives comme la colère, la peur et la tristesse peuvent les abaisser.
- <u>Pensées et croyances</u> : nos pensées et croyances influencent notre état vibratoire. Les pensées positives et les croyances constructives élèvent notre énergie, tandis que les pensées négatives et les croyances limitantes peuvent la diminuer.

- <u>Environnement</u> : notre environnement physique et émotionnel a un impact sur nos vibrations. Être entouré d'énergies positives, de nature, de musique apaisante et de personnes aimantes peut élever nos vibrations.
- <u>Alimentation</u> : les aliments que nous consommons ont également une influence sur nos vibrations. Les aliments sains et naturels élèvent notre énergie, tandis que les aliments transformés et malsains peuvent la diminuer.
- <u>Pratiques spirituelles</u> : les pratiques spirituelles comme la méditation, la prière, le yoga et la gratitude sont des moyens puissants d'élever notre vibration et de nous connecter à quelque chose de plus grand que nous.
- <u>Alignement</u> : être en alignement avec notre véritable essence et notre but de vie élève nos vibrations. Lorsque nous vivons en accord avec nos valeurs et notre authenticité, nous sommes plus en harmonie avec nous-mêmes et le monde qui nous entoure.

En prenant conscience de nos vibrations et en choisissant de cultiver des pensées, des émotions et des actions positives, nous pouvons améliorer notre bien-être physique, émotionnel et spirituel. En élevant nos vibrations, nous attirons également des expériences et des personnes alignées avec cette énergie, ce qui contribue à créer une vie plus épanouissante et significative. Il est essentiel de se concentrer sur l'amour, la compassion, la gratitude et l'acceptation de soi pour élever nos vibrations et créer un impact positif sur notre vie et celle des autres.

<u>Bonne nouvelle:</u>

Nous pouvons TOUS choisir l'état vibratoire à conserver. Nous avons le choix de le modifier ou non.

Un jour, j'ai passé un super week-end à Pessac avec mes filles. En repartant, sur l'autoroute, une femme me double et heurte un chien errant. Cela a été douloureux certes, mais j'ai eu le choix.

Soit je restais dans la tristesse de l'accident, soit je revenais dans la joie du week-end heureux passé avec mes filles. J'ai choisi la seconde solution et j'ai passé un très bon trajet.

Nous avons tous le choix de notre état d'âme et nous pouvons le switcher instantanément, pensez-y. C'est juste une question de choix.

Cela ne changera en rien ce qui s'est passé et, en même temps, si nous émettons une vibration haute comme la joie ou l'amour, nous attirerons par conséquent des vibrations hautes, tandis que si nous vibrons la tristesse et la peine, qu'allons-nous récolter ?

Nous récolterons bien de la tristesse et de la peine, c'est une loi universelle de l'attraction : nous attirons dans notre vie ce que nous émettons.

✳<u>Maintenant à vous</u> (notez-le dans votre cahier)

- Qu'avez-vous retenu de ce chapitre ?

- En toute conscience, quelle attitude choisirez-vous d'adopter à l'avenir en connaissance de cela ?

CHAPITRE II - Élever notre vibration

A - Le courage

Le courage est ce qui nous fait basculer d'un état négatif à un état positif.

Le courage est la capacité à agir face à une situation difficile, dangereuse ou incertaine, même si cela peut engendrer de la peur ou de l'appréhension. C'est la capacité à surmonter ses peurs et ses doutes pour atteindre un objectif ou faire face à une épreuve. Le courage peut prendre de nombreuses formes, que ce soit en prenant la parole en public, en défendant ses convictions, en faisant face à une maladie ou en prenant des risques pour aider les autres.

Le courage est l'état intermédiaire qui nous permet de passer d'une vibration basse à une vibration haute.

Alors êtes-vous maintenant prêt à changer ?

B- Les bienfaits de l'élévation de la vibration

Il est essentiel de comprendre comment augmenter notre taux vibratoire pour nous aider à guérir de l'intérieur.

Il est également important de se libérer des vibrations négatives qui peuvent nous entourer, que ce soit des pensées négatives, des émotions toxiques ou des personnes toxiques. En élevant notre vibration et en nous libérant des énergies négatives, nous pouvons créer un environnement intérieur sain et propice à la guérison.

L'élévation de la vibration peut avoir de nombreux bienfaits, notamment :

- <u>Une plus grande paix intérieure</u> : l'élévation de la vibration peut aider à calmer l'esprit et à trouver la paix intérieure.
- <u>Une meilleure santé mentale</u> : l'élévation de la vibration peut aider à réduire le stress et l'anxiété, et peut également aider à améliorer l'humeur.
- <u>Une meilleure santé physique</u> : l'élévation de la vibration peut aider à réduire le stress et l'anxiété, ce qui peut avoir un impact positif sur la santé physique.
- <u>Une plus grande connectivité spirituelle</u> : l'élévation de la vibration peut aider à se connecter à notre essence spirituelle et à trouver un sens plus profond à la vie.

C- <u>Les pratiques pour élever sa vibration</u>

Il existe différentes techniques pour cela, comme la méditation, la pratique de la gratitude, la visualisation positive, l'écoute de musique apaisante, la connexion avec la nature, etc. Je les développerai dans les chapitres suivants.

Il existe plusieurs **façons** d'élever sa vibration, notamment :

- <u>La méditation</u> : la méditation est une pratique efficace pour calmer l'esprit et améliorer l'état de conscience. Elle peut aider à élever les vibrations en nous permettant de nous connecter à notre essence spirituelle et de trouver la paix intérieure. Méditer tous les jours pendant quelques minutes ou plus.
- <u>La pratique de la gratitude</u> : la gratitude est une émotion positive qui peut aider à élever la vibration. En prenant le temps de reconnaître et d'apprécier les choses positives de la vie, on peut augmenter notre état d'esprit positif et élever notre vibration. Prendre quelques minutes chaque jour pour pratiquer la gratitude en pensant à ce pour quoi vous êtes reconnaissant.

- <u>La pratique de l'amour</u> : l'amour est une émotion très puissante qui peut aider à élever la vibration. En pratiquant l'amour inconditionnel envers soi-même et envers les autres, on peut augmenter notre état d'esprit positif et élever notre vibration.
- <u>La pratique de la pleine conscience</u> : la pleine conscience consiste à être présent dans l'instant présent, sans jugement ni attachement. Cette pratique peut aider à élever la vibration en nous permettant de nous connecter à notre essence spirituelle et de trouver la paix intérieure.
- <u>La pratique de l'exercice physique</u> : l'exercice physique peut aider à élever la vibration en libérant des endorphines et en améliorant l'humeur. Il peut également aider à réduire le stress et l'anxiété. Faire de l'exercice régulièrement pour libérer des endorphines et améliorer l'humeur.
- <u>Écouter de la musique qui vous fait sentir heureux et positif</u>.

Je développerai certaines de ses pratiques dans les prochaines portes mais, ici, je vais vous parler spécialement de la pratique de Miracle Morning

<u>Le Miracle Morning</u>

J'ai lu le livre *Miracle Morning* de Hal Elrod pendant le premier confinement, en 2020, et j'ai pratiqué les exercices tous les jours pendant trois mois. Je n'ai jamais été autant en forme.

Le Miracle Morning est une pratique de développement personnel qui consiste à se lever tôt le matin pour commencer la journée avec une série d'activités bénéfiques pour la santé mentale, physique et émotionnelle. Cette pratique peut être bénéfique pour la guérison en aidant à établir une routine matinale positive et régulière qui favorise le bien-être.

La pratique de Miracle Morning consiste en six activités à effectuer pendant seulement dix minutes chacune et chaque matin, connues sous l'acronyme.

« SAVERS » :

- <u>Silence</u> (méditation ou autre pratique de pleine conscience).

Personnellement, je pratiquais la cohérence cardiaque.

- <u>Affirmations</u> (répéter des phrases positives pour se motiver).

 Je les avais accrochées sur le mur de ma cuisine (cf. porte 7 — Vibration).

- <u>Visualisation</u> (visualiser les objectifs et les aspirations).

Je me positionnais devant mon tableau de visualisation pendant dix minutes et je ressentais de la gratitude comme si cela était déjà réalisé.

- <u>Exercice</u> (activité physique pour stimuler le corps).

Je faisais des exercices de cardio ou les cinq Tibétains (voir sur YouTube) ou autres, selon mon humeur du moment.

Choisissez ce que vous préférez, yoga ou exercices sportifs ou autres (je développerai les bienfaits de la pratique physique dans la porte11 - Reprendre le pouvoir sur son corps).

- <u>Reading</u> (lecture pour apprendre et s'inspirer)

Soit je continuais ma lecture en cours, soit je piochais un livre dans ma bibliothèque et je l'ouvrais « au hasard » suivant mon intuition.

La lecture est une source inestimable pour apprendre, s'inspirer et développer notre connaissance du monde qui nous entoure.

- **S**cribing =écrire pour clarifier les pensées et les objectifs.

Imaginez que vous ayez un ami secret : un cahier. Chaque matin, vous prenez un moment pour lui raconter vos pensées, vos rêves et vos projets. C'est comme si vous vidiez votre esprit sur le papier. Cela vous aide à vous sentir mieux, comme lorsque l'on se confie à un ami.

Ce cahier magique fait plus que ça. Il transforme vos idées en actions concrètes. Quand vous écrivez vos rêves et vos buts, c'est comme si vous dessiniez une carte pour les atteindre. Chaque mot est comme un petit pas vers ce que vous voulez réaliser.

Même si vous n'êtes pas un grand écrivain, tout va bien. Ce qui compte, c'est d'exprimer ce que vous ressentez. Imaginez que vos pensées sont des fleurs et que le cahier est un jardin secret où elles peuvent pousser librement.

Alors, chaque matin, lorsque vous faites votre Miracle Morning, n'oubliez pas de passer du temps avec votre ami, votre cahier. Écrivez ce que vous ressentez, ce que vous voulez et regardez comment cela peut rendre votre journée meilleure et vous aider à réaliser vos rêves. C'est comme avoir un petit miracle personnel tous les jours.

Intégrer Miracle Morning dans votre vie quotidienne peut être un excellent moyen de mettre en place une routine matinale saine et régulière pour favoriser la guérison. Pour commencer, il est important de se fixer un horaire de réveil et de s'y tenir régulièrement. Il est également important de trouver un endroit calme et confortable pour pratiquer les activités, ainsi que de prévoir du temps suffisant pour chacune des six activités. Enfin, il est important de se rappeler que chaque personne est unique et que chacun peut adapter la pratique de Miracle Morning en fonction de ses besoins et de ses préférences personnelles.

CHAPITRE III - Le sourire

Depuis que j'ai quitté le cocon familial, il y a presque quarante ans, ce poème me suit dans chaque logement. Il m'a toujours accompagnée dans ma vie et je suis heureuse de vous le partager :

« Un sourire ne coûte rien et produit beaucoup.
Il enrichit ceux qui le reçoivent
Sans appauvrir ceux qui le donnent.
Il ne dure qu'un instant
Mais son souvenir est parfois éternel.
Personne n'est assez riche pour s'en passer,
Personne n'est assez pauvre pour ne pas le mériter
Il crée le bonheur au foyer, soutient les affaires.
Il est le signe sensible de l'amitié.
Un sourire donne du repos à l'être fatigué,
Rend du courage aux plus découragés.
Il ne peut ni s'acheter, ni se prêter, ni se voler,
Car c'est une chose qui n'a de valeur
Qu'à partir du moment où il se donne.
Et si parfois vous rencontrez une personne
Qui ne sait plus avoir le sourire,
Soyez généreux, offrez-lui le vôtre…
Car nul n'a autant besoin d'un sourire
Que celui qui ne peut en donner aux autres. »
Raoul Follereau, Le Livre d'amour *(1920).*

Le sourire a un impact positif sur notre humeur et notre bien-être émotionnel.

Le sourire est un geste simple mais puissant qui peut avoir un impact positif sur notre santé mentale et émotionnelle. Il est scientifiquement prouvé que sourire peut déclencher la production de neurotransmetteurs tels que la dopamine, l'endorphine et la sérotonine, qui sont responsables de la sensation de bonheur et de bien-être.

Il peut aider à réduire le stress et à améliorer la communication avec les autres.

En plus de stimuler notre humeur, le sourire peut également aider à réduire le stress. Lorsque nous sourions, notre corps libère des hormones de bien-être qui peuvent aider à réduire les niveaux de cortisol, l'hormone du stress. En conséquence, nous pouvons nous sentir plus détendus et calmes.

Le sourire peut également améliorer la communication avec les autres. En souriant, nous montrons que nous sommes ouverts, amicaux et intéressés par les autres. Cela peut encourager les autres à s'ouvrir à nous et à établir une relation de confiance et de respect.

Enfin, le sourire peut également aider à renforcer notre estime de soi et notre confiance en nous. Lorsque nous sourions, nous avons tendance à nous sentir plus positifs et plus confiants. Nous pouvons également projeter cette confiance et cette positivité vers les autres, ce qui peut aider à renforcer nos relations et notre réseau social.

En somme, le sourire est un outil simple mais puissant pour améliorer notre santé mentale et émotionnelle.

<u>**Conseil**</u> : pratiquer le sourire en vous regardant dans le miroir, en souriant à des étrangers, en souriant aux membres de votre famille et à vos amis, ou en pratiquant la méditation du sourire intérieur. Quelle que soit la méthode que vous choisissez, le sourire peut être une habitude positive et bénéfique pour votre vie quotidienne.

Beaucoup de personnes attendent d'être joyeux pour sourire, tandis qu'il est important de comprendre que sourire amène la joie, alors sourions pour être joyeux.

<u>CHAPITRE IV - La joie</u>

La joie est une émotion positive et profonde qui peut avoir un impact significatif sur notre bien-être physique, mental et émotionnel. Elle est souvent associée à des sentiments de bonheur, de plénitude, d'enthousiasme et de contentement. La joie peut être ressentie dans de nombreux aspects de notre vie, que ce soit à travers des expériences agréables, des connexions humaines, des accomplissements personnels ou simplement en étant présent dans l'instant présent.

Voici quelques points importants sur la joie et son impact sur notre santé :

- <u>Bien-être émotionnel</u> : la joie peut contribuer à un meilleur équilibre émotionnel en réduisant le stress, l'anxiété et la dépression. Elle peut nous aider à développer une attitude positive face à la vie et à aborder les défis avec résilience et optimisme.
- <u>Santé physique</u> : la joie a des effets positifs sur notre santé physique. Elle est associée à une réduction du

stress, ce qui peut avoir un impact bénéfique sur notre système immunitaire, notre tension artérielle, notre fonction cardiaque et notre digestion. De plus, la joie peut favoriser de saines habitudes de vie, comme l'exercice régulier, une alimentation équilibrée et un bon sommeil.

- <u>Relations sociales</u> : la joie peut renforcer les liens sociaux en favorisant des interactions positives avec les autres. Elle peut faciliter la communication, l'empathie et la connexion émotionnelle. La joie est contagieuse, et partager des moments de joie avec les autres peut renforcer les relations et favoriser un environnement social positif.
- <u>Créativité et productivité</u> : la joie peut stimuler notre créativité et notre productivité. Lorsque nous sommes dans un état de joie, nous sommes plus ouverts, plus inspirés et plus motivés. Cela peut favoriser notre capacité à résoudre des problèmes, à trouver des solutions novatrices et à être plus productif dans nos activités quotidiennes.
- <u>Qualité de vie</u> : la joie est un élément clé d'une vie épanouissante et satisfaisante. Elle peut enrichir nos expériences, nous aider à apprécier les petits plaisirs de la vie et à cultiver un sentiment de gratitude. La recherche montre que les personnes qui cultivent régulièrement la joie ont tendance à avoir une meilleure qualité de vie globale.

Pour cultiver la joie dans notre vie, il est important de pratiquer la gratitude, de s'engager dans des activités qui nous plaisent, de créer des moments de plaisir, de favoriser des relations positives et de prendre le temps de savourer les moments présents. Il est également essentiel de se donner la permission de ressentir et d'exprimer la joie, en laissant de côté les inhibitions et les jugements.

En somme, la joie joue un rôle crucial dans notre bien-être global. En cherchant activement à cultiver la joie dans notre vie, nous pouvons créer un environnement intérieur positif qui favorise notre santé et notre bonheur.

CHAPITRE V - La créativité

Adoptez la créativité comme posture joyeuse.

La créativité comme expression de soi

Par exemple, la peinture, le dessin et la sculpture peuvent également être des moyens de s'exprimer librement et d'explorer sa créativité. En créant quelque chose de nouveau, on peut se sentir fier de soi et renforcer sa confiance en soi.

La musique est une autre forme d'expression créative qui peut être bénéfique pour la guérison. Écouter de la musique peut aider à se détendre et à réduire le stress, tandis que jouer d'un instrument ou chanter peut permettre de libérer des émotions et de se connecter à sa créativité.

Pour ma part, j'ai toujours été créative. Elle m'a accompagnée depuis mes douze ans à travers la photographie, puis avec la peinture.

Depuis 2019, je pratique beaucoup la peinture intuitive et je me sers de sa vibration comme soin énergétique.

En somme, la créativité est un outil puissant pour la guérison et le développement personnel. Elle permet de découvrir de nouvelles façons d'exprimer sa personnalité et ses émotions, de mieux se comprendre et de renforcer sa confiance en soi.

<u>**La capacité de création de l'être humain**</u>

L'être humain possède une capacité innée de création qui le distingue des autres espèces.

La créativité est une pratique qui permet d'exprimer librement sa personnalité, ses émotions et ses pensées de manière originale et unique. Elle permet également de découvrir de nouvelles facettes de soi-même et de libérer son potentiel créatif.

Les activités créatives peuvent être bénéfiques pour la guérison, car elles aident à se concentrer sur le moment présent et à se détendre.

Cette capacité de création s'exprime à travers différents domaines de la vie, tels que l'art, la science, la technologie, l'architecture, la littérature, la musique, l'innovation, etc. Comment peut-il le mettre au service de sa guérison ?

Lorsqu'il s'agit de mettre la capacité de création au service de la guérison, l'être humain peut l'utiliser de différentes manières.

Voici quelques approches/outils :

- <u>Visualisation créative</u> : l'utilisation de la visualisation créative consiste à imaginer des images positives et des scénarios de guérison dans l'esprit. En créant des images mentales de bien-être et de guérison, on peut stimuler le pouvoir de l'esprit sur le corps et favoriser le processus de guérison.

- <u>Expression artistique</u> : l'expression artistique, que ce soit par la peinture, le dessin, l'écriture, la danse ou toute autre forme artistique, peut être un moyen puissant de libérer des émotions, de traiter des traumatismes et de favoriser la guérison émotionnelle. L'acte de création permet d'explorer, de transformer et d'exprimer ses expériences et ses sentiments d'une manière unique.

- <u>Création de rituels</u> : les rituels créatifs sont des pratiques symboliques qui aident à renforcer l'intention de guérison. Cela peut impliquer la création d'autels, l'utilisation de symboles ou d'objets significatifs, la réalisation de rituels de purification, de célébration ou de gratitude. Les rituels créatifs peuvent apporter un sentiment de connexion, de sens et d'alignement avec le processus de guérison.

- <u>Création de rituels de soins personnels</u> : la création de rituels de soins personnels implique la mise en place d'activités régulières qui nourrissent le bien-être physique, émotionnel et spirituel. Cela peut inclure des pratiques telles que la méditation, le yoga, les bains relaxants, les promenades dans la nature, la création d'espaces sacrés, la préparation d'aliments sains, etc. Ces rituels créatifs permettent de se connecter à soi-même, de prendre du temps pour se ressourcer et de favoriser un état de bien-être global.

- <u>Journaling créatif</u> : tenir un journal créatif permet d'explorer ses pensées, ses émotions et ses expériences de manière créative. On peut utiliser l'écriture, le dessin, le collage ou toute autre forme d'expression pour documenter son parcours de guérison, noter ses réalisations, exprimer ses défis et ses aspirations. Cela peut aider à se connecter à son processus de guérison de manière plus profonde et à prendre conscience de ses propres ressources.

En utilisant sa capacité de création de manière intentionnelle et consciente, l'être humain peut exploiter son potentiel créatif pour soutenir son processus de guérison. Il s'agit de trouver des moyens d'exprimer ses émotions, de visualiser la guérison, d'explorer de nouvelles formes d'expression et de créer des rituels qui favorisent le bien-être.

Chaque individu peut explorer ce qui fonctionne le mieux pour lui et développer des pratiques créatives qui résonnent avec son parcours de guérison personnel.

✳Maintenant à vous (notez-le dans votre cahier)

- Qu'avez-vous appris et retenu de cette porte ?
- Quelle routine matinale choisissez-vous de mettre en place ? Et à partir de quand ?

PORTE 11

REPRENDRE LE POUVOIR SUR SON CORPS

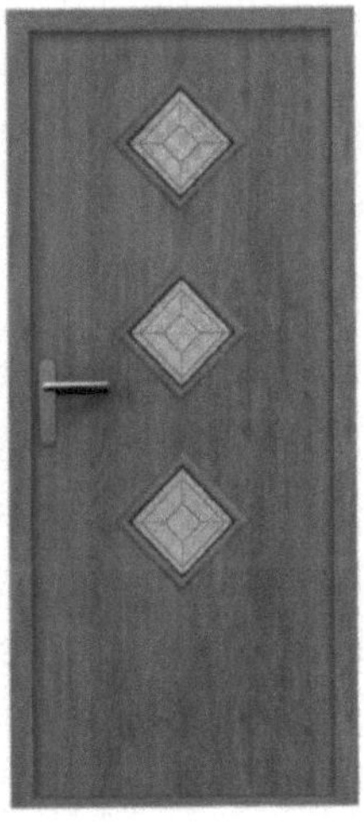

…Invitation à ouvrir…

CHAPITRE I - L'exercice physique

A - Faire du sport - Bouger

Oui, le mouvement c'est la vie,

« l'arrêt c'est la mort » (l'arrêt cardiaque, par exemple).

La pratique d'une activité physique régulière peut contribuer à la guérison de différentes manières. Tout d'abord, elle permet de renforcer le corps, d'améliorer la circulation sanguine et de favoriser la libération d'endorphines, les hormones du bien-être. En pratiquant une activité physique, mais aussi la marche à pied tout simplement, on peut également réduire le stress et l'anxiété, ce qui peut avoir des effets positifs sur la santé mentale et physique. Enfin, la pratique d'un sport peut aider à développer la confiance en soi et l'estime de soi.

Il existe de nombreuses façons de pratiquer une activité physique, que ce soit en rejoignant une salle de sport, en faisant du jogging dans la nature, en pratiquant un sport collectif ou en faisant du yoga. L'important est de trouver une activité qui correspond à ses goûts et à son niveau de forme physique, et de pratiquer régulièrement pour en retirer les bénéfices. Il est également important de consulter un professionnel de la santé avant de commencer une activité physique, surtout si l'on a des problèmes de santé ou des blessures antérieures.

B- La Biodanza

La Biodanza est une pratique de développement personnel et de bien-être qui a été créée dans les années 1960 par le psychologue et anthropologue chilien Rolando Toro Araneda. Elle combine la musique, le mouvement corporel et l'expression émotionnelle pour favoriser la connexion profonde avec soi-même et les autres.

Rolando Toro a développé la Biodanza en s'inspirant de ses connaissances en psychologie, en anthropologie et en neurosciences, ainsi que de ses recherches sur les différentes formes d'expressions corporelle et artistique. Il souhaitait créer une approche holistique de la transformation personnelle qui favoriserait l'intégration émotionnelle, la joie de vivre et le renforcement des liens sociaux.

Le terme « biodanza » vient de la combinaison de deux mots : « bio », vient du grec bios qui signifie « vie », et « danza », qui signifie « danse » en espagnol. Ainsi, la Biodanza peut être traduite littéralement par « la danse de la vie ».

La pratique de la Biodanza se base sur des séances en groupe, guidées par un facilitateur certifié en Biodanza. Durant ces séances, les participants sont invités à danser librement sur différentes musiques et à explorer diverses expressions corporelles en lien avec des thèmes spécifiques. Les exercices de Biodanza visent à stimuler la spontanéité, la créativité, l'expression émotionnelle et la capacité à entrer en contact avec soi-même et les autres de manière authentique.

La Biodanza est une approche non verbale, ce qui signifie que la communication se fait principalement à travers le langage du corps, des mouvements et des émotions. Cela permet de contourner les barrières de la langue et d'atteindre des niveaux profonds de connexion et de compréhension. La Biodanza est une pratique qui invite à s'exprimer avec le cœur et à se connecter profondément à soi-même et aux autres. Elle se base sur la conviction que le mouvement, la musique et la rencontre authentique peuvent favoriser l'épanouissement personnel et la guérison.

Dans la Biodanza, chaque individu est invité à explorer son propre mouvement, en écoutant les sensations de son corps et en suivant les impulsions de son cœur. Les séances de Biodanza se déroulent généralement en groupe, créant ainsi un espace sécurisant où chacun peut se sentir libre d'exprimer sa véritable essence.

L'approche de la Biodanza met l'accent sur l'expression émotionnelle, la spontanéité et la connexion avec les autres. Les participants sont encouragés à se laisser aller, à exprimer leurs émotions et à se laisser toucher par la musique et les mouvements du corps. C'est à travers cette expérience profonde et authentique que la guérison peut se produire.

En pratiquant la Biodanza, on peut découvrir une plus grande sensibilité à ses propres émotions, une ouverture à la relation avec les autres, un renforcement de la confiance en soi et une expansion de sa créativité. La Biodanza permet de libérer les tensions, de relâcher le mental et de se connecter à sa propre vitalité intérieure.

L'approche de la Biodanza est basée sur des principes tels que la vitalité, la créativité, la sensualité, la transcendance et l'expression des émotions. Elle propose des exercices et des danses spécifiques pour stimuler ces aspects de la vie humaine et favoriser le développement personnel et la guérison.

En pratiquant la Biodanza avec son cœur, on se permet d'explorer notre propre potentiel, d'exprimer nos émotions les plus profondes et de nous ouvrir à l'amour et à la connexion avec les autres. C'est une invitation à vivre pleinement et intensément, en s'autorisant à être authentique et en laissant notre cœur guider notre danse.

La Biodanza peut être une expérience transformatrice, permettant de se reconnecter à son être essentiel, de libérer des blocages émotionnels et de développer une plus grande harmonie intérieure. Elle offre ainsi une voie vers la guérison, en cultivant l'amour de soi, la compassion envers les autres et la joie de vivre pleinement chaque instant.

Au fil des décennies, la Biodanza s'est répandue dans le monde entier, et de nombreux centres et associations proposent des séances de Biodanza dans divers pays. La pratique est devenue populaire dans le domaine du développement personnel, du bien-être, de la thérapie et de l'éducation, offrant ainsi à un large public la possibilité de découvrir et de bénéficier de ses bienfaits sur le plan émotionnel, physique et relationnel.

En ce qui me concerne, j'ai toujours adoré le sport. Au collège, j'étais très douée aux barres asymétriques et j'adorais faire le soleil. Mais je n'avais pas du tout l'esprit de compétition, c'était l'esprit d'équipe qui me plaisait. J'ai pratiqué le basket pendant sept ans et j'adorais cela.

J'ai aussi, à partir de 2012 et ce pendant trois ans et demi, organisé et animé des marches rapides hebdomadaires dans un parc près de chez moi. L'ambiance y était sportive et festive. Depuis, je pratique toujours une activité physique quotidienne car je ressens le besoin de bouger.

En 2017, j'ai découvert la Biodanza et je la pratique depuis. Je vous la conseille vivement. Je l'ai pratiqué sur Nantes pendant plus de cinq ans avec Caroline Doublet comme facilitatrice et pour qui j'ai beaucoup d'estime.

✳ <u>Maintenant à vous</u> (notez-le dans votre cahier)

- Quelle activité physique faites-vous ?

- De quelle manière pouvez-vous commencer ou développer votre activité physique ?

- Laquelle ? À partir de quand ? À quelle fréquence ?

CHAPITRE II - Reprendre son pouvoir alimentaire

Nous sommes tous uniques et différents.

Ici, je ne parlerai que de ce j'ai expérimenté et qui me convient.

Je mange principalement des fruits et légumes crus et bios, des graines, des protéines végétales, occasionnellement des compléments alimentaires (car les aliments consommés aujourd'hui sont différents de ceux d'hier, de par leur production) et aussi parce que notre alimentation ne vient pas seulement de ce que l'on mange mais aussi de ce que l'on se nourrit au sens plus large...

Aussi comprenez bien l'impact de manger devant des informations catastrophiques ou en discutant sur des propos violents...

A- La nutrition et l'impact sur notre santé

L'alimentation joue un rôle important dans la santé globale du corps et de l'esprit. Manger sainement et équilibré peut aider à renforcer le système immunitaire et réduire les inflammations.

Reprendre son pouvoir alimentaire consiste à être conscient de son choix alimentaire et à prendre des décisions éclairées en matière de nutrition pour améliorer sa santé et son bien-être. Cela peut inclure des choix alimentaires plus sains, une alimentation plus équilibrée, l'ajout de suppléments nutritionnels et la réduction de la consommation d'aliments transformés et d'additifs alimentaires.

Pour reprendre son pouvoir alimentaire, il est important de commencer par s'éduquer sur la nutrition et de se familiariser avec les aliments et les nutriments qui soutiennent la santé. Il est également important de savoir comment choisir et préparer des aliments sains.

Il peut être utile de travailler avec un nutritionniste ou un diététicien pour élaborer un plan nutritionnel personnalisé et adapté à ses besoins individuels. Il est également important de se concentrer sur une alimentation consciente et de prendre le temps de savourer chaque bouchée, en étant présent et attentif pendant les repas.

En fin de compte, reprendre son pouvoir alimentaire est **une question de choix et d'engagement** envers une alimentation saine et équilibrée pour améliorer sa santé et son bien-être général.

B - <u>L'importance de la qualité de notre nourriture</u>

La nourriture a un impact important sur notre santé physique et mentale. Elle est notre principale source d'énergie et de nutriments, ce qui influence notre état de santé général. Ainsi, il est important de privilégier une alimentation saine et équilibrée pour maintenir une bonne santé.

Les aliments riches en vitamines, minéraux et antioxydants peuvent aider à prévenir de nombreuses maladies et à renforcer notre système immunitaire. Les légumes, les fruits, les céréales complètes, les noix et les graines sont des exemples d'aliments sains que l'on devrait inclure dans notre alimentation.

En revanche, les aliments transformés, riches en graisses saturées, en sucre et en sel peuvent causer de nombreux problèmes de santé tels que l'obésité, le diabète, les maladies cardiovasculaires et même certains types de cancer.

Il est important de prendre le temps de préparer des repas équilibrés et de manger lentement en étant conscient de ce que l'on mange. De plus, il est recommandé de boire suffisamment d'eau pour rester hydraté tout au long de la journée.

Enfin, il est également important de souligner que notre alimentation peut avoir un impact sur notre santé mentale. Certaines recherches ont montré que les aliments riches en oméga-3 peuvent aider à réduire le risque de dépression et d'anxiété. De plus, manger des repas sains et savoureux peut également contribuer à améliorer notre humeur et notre bien-être émotionnel.

CHAPITRE III - Les enseignements de Thierry Casasnovas et Jade Allègre, entre autres

L'importance de la qualité de notre nourriture est cruciale pour notre santé et notre bien-être. Ce que nous mangeons a un impact direct sur notre corps, notre énergie, notre humeur et notre capacité à faire face aux défis quotidiens. Deux experts qui ont mis l'accent sur ce sujet sont Thierry Casasnovas et Jade Allègre.

Thierry Casasnovas est un conférencier et militant de l'alimentation vivante et crue. Il est connu pour sa chaîne YouTube « Régénère » dans laquelle il partage des informations et des conseils sur l'alimentation saine et naturelle.

Selon Thierry Casasnovas, l'alimentation est la clé de la santé et du bien-être. Il met en avant l'importance de manger des aliments naturels, bruts et non transformés, riches en nutriments, vitamines, minéraux, enzymes et antioxydants.

Il encourage à éviter les aliments transformés, raffinés, industriels, contenant des additifs et des conservateurs, qui sont souvent dépourvus de nutriments essentiels et peuvent causer des maladies chroniques.

Thierry Casasnovas prône également le jeûne intermittent, la consommation de jus de légumes et de fruits frais, ainsi que la pratique d'une activité physique régulière et d'une hygiène de vie saine pour améliorer la santé globale.

Thierry Casasnovas est un spécialiste de la santé naturelle et de l'alimentation vivante. Il prône une approche basée sur les principes de la naturopathie et encourage à adopter une alimentation riche en aliments crus, frais et non transformés. Selon lui, notre alimentation moderne, souvent composée d'aliments industriels, dénaturés et chargés de toxines, est l'une des principales causes des maladies chroniques et des problèmes de santé.

Jade Allègre est également une experte de la santé naturelle (l'argile entre autres) et de l'alimentation vivante. Elle met l'accent sur l'importance de consommer des aliments riches en nutriments, tels que les fruits, les légumes, les noix, les graines et les légumes verts. Elle encourage également à éviter les produits transformés, les sucres raffinés et les aliments riches en graisses saturées.

Ces deux experts soulignent l'importance de se tourner vers une alimentation plus naturelle, à base d'aliments frais et entiers. Une telle alimentation fournit une abondance de nutriments essentiels tels que les vitamines, les minéraux, les antioxydants et les enzymes, qui soutiennent notre système immunitaire, notre digestion et notre énergie vitale.

En plus de l'alimentation, ils encouragent également l'adoption d'un mode de vie sain, incluant l'exercice physique régulier, le sommeil de qualité, la gestion du stress et une connexion avec la nature.

L'objectif principal de leurs enseignements est de promouvoir la santé holistique en revenant à une alimentation et un mode de vie qui respectent notre nature biologique. Ils mettent en avant l'idée que notre corps est conçu pour se régénérer et se guérir naturellement lorsque nous lui fournissons les nutriments adéquats et que nous évitons les substances toxiques.

En adoptant ces principes, nous pouvons améliorer notre bien-être global, renforcer notre système immunitaire et réduire le risque de maladies chroniques. En fin de compte, c'est en prenant soin de notre corps et de notre esprit que nous pouvons mener une vie plus épanouissante et en meilleure santé.

Personnellement, je les cite ici car, grâce à leurs enseignements, j'ai retrouvé une bien meilleure vitalité et j'ai ressenti avec cette alimentation un regain d'énergie.

Comment peut-on gagner en vitalité en mangeant des aliments morts et donc qui vibrent très, très bas ?

Pour ma part, j'adorais le fromage au point que mon cadeau d'anniversaire de mes parents pour mes dix-huit ans fut un énorme plateau de fromages qui ne m'a duré qu'une semaine.

Même si je continue encore à manger du fromage, tout en privilégiant les fromages de chèvres et de brebis, cela fait environ trente-cinq ans que j'ai totalement arrêté de boire du lait animal et de manger des yaourts (rappelons que l'homme est le seul mammifère à continuer à boire du lait après l'enfance).

Et en même temps, TOUT EST UNE QUESTION DE CHOIX.

Testez et observez les résultats de tel ou tel aliment sur votre vitalité. Avez-vous la fringale rapidement après ? Avez-vous envie de dormir ? Est-ce bon pour votre santé et pour votre énergie ?

Allez chercher ce qui vous conviendra le mieux, tout en sachant qu'il est grand temps de détoxifier notre organisme si nous voulons qu'il nous emmène le plus loin possible en bonne santé.

Il est vrai que nous sommes tous différents et que peut-être certains auront besoin d'étapes beaucoup plus longues pour se détoxifier.

Et moi, Martine, j'ai CHOISI de vivre heureuse et en bonne santé jusqu'à minimum cent cinquante ans et même beaucoup plus.

CHAPITRE IV - L'impact de l'eau sur notre santé

La qualité de notre eau

L'eau est un élément essentiel pour notre santé. Elle représente environ 60 % de notre poids corporel et est nécessaire à de nombreuses fonctions vitales telles que la digestion, la circulation sanguine, le transport des nutriments, la régulation de la température corporelle, l'élimination des déchets et la lubrification des articulations.

L'eau est également importante pour maintenir l'équilibre hydrique de notre corps, qui est crucial pour un fonctionnement optimal. Une déshydratation peut causer des maux de tête, de la fatigue, une diminution de la concentration et de la vigilance, une diminution de la fonction rénale et un risque accru de calculs rénaux.

En plus de l'eau que nous buvons, l'eau présente dans les aliments que nous consommons peut également contribuer à notre apport hydrique. Il est recommandé de boire environ 1,5 à 2 litres d'eau par jour, mais cela peut varier en fonction de facteurs tels que l'âge, le sexe, le poids, l'activité physique et la température ambiante.

Il convient également de noter que la qualité de l'eau que nous consommons peut avoir un impact sur notre santé. L'eau du robinet peut contenir des impuretés telles que des bactéries, des virus, du fluor, des métaux lourds et des produits chimiques, qui peuvent avoir des effets négatifs sur notre corps. Il est donc recommandé de consommer de l'eau filtrée ou en bouteille pour réduire l'exposition à ces contaminants.

L'impact de l'eau sur notre santé selon Masaru Emoto

L'impact de l'eau sur notre santé, selon Masaru Emoto, est une notion fascinante qui a suscité beaucoup d'intérêt dans le domaine de la médecine alternative et de la spiritualité. Masaru Emoto était un chercheur japonais connu pour ses expériences sur la structure de l'eau et ses hypothèses sur l'influence de nos pensées et émotions sur cette dernière.

Selon Masaru Emoto, l'eau est sensible aux énergies et aux vibrations qui l'entourent, y compris celles générées par nos pensées, nos paroles et nos émotions. Il a mené des expériences où il exposait de l'eau à différentes influences, comme des mots positifs ou négatifs, de la musique, des prières ou des intentions. Ensuite, il gelait l'eau et observait les cristaux de glace formés.

Selon ses recherches, l'eau exposée à des mots et des énergies positives tendait à former des cristaux de glace réguliers et harmonieux, tandis que l'eau exposée à des mots et des énergies négatives donnait des cristaux déformés et désordonnés. Masaru Emoto en a conclu que les pensées et les émotions peuvent influencer la structure moléculaire de l'eau, ce qui pourrait avoir un impact sur notre santé et notre bien-être.

Bien que ses travaux aient suscité beaucoup d'intérêt, il est important de noter que certaines critiques scientifiques ont été soulevées concernant la méthodologie et la validité de ses expériences. Les résultats de ses études n'ont pas été officiellement reproduits de manière indépendante et répertoriée, ce qui soulève des questions sur la dualité existante encore dans l'ouverture d'esprit scientifique et la communication qui nous est transmise.

Malgré cela, la notion que nos pensées et émotions peuvent avoir un impact sur notre bien-être est un sujet qui mérite d'être étudié davantage. Qu'il s'agisse de l'eau ou d'autres aspects de notre corps et de notre esprit, il est évident que notre état mental et émotionnel peut jouer un rôle important dans notre santé globale.

Cultiver des pensées positives, pratiquer la gratitude et nourrir des émotions saines sont des pratiques bénéfiques pour notre bien-être général, même si les mécanismes exacts restent à explorer davantage sur le plan scientifique.

Comme nous l'avons vu avec les expériences de Masaru Emoto, les pensées et les émotions sont véhiculées par l'eau. Tout est vibration.

Lorsque l'on observe les résultats sur des cristaux d'eau par exemple, prenez conscience du résultat sur votre corps et votre vitalité.

Lorsque nous entendons des sons, musiques, bruits, paroles, chants, etc., cela a une conséquence reconnue sur notre bien-être

✱<u>Maintenant à vous</u> (notez-le dans votre cahier)

Qu'avez-vous appris et retenu de ce chapitre ?

CHAPITRE V - Les fréquences sacrées de guérison

Les fréquences sacrées de guérison font référence à des vibrations sonores spécifiques qui sont considérées comme bénéfiques pour la guérison et l'équilibre du corps, de l'esprit et de l'âme. Ces fréquences sont souvent utilisées dans des pratiques de guérison alternatives telles que la méditation, le yoga, le reiki et la thérapie sonore entre autres.

Voici quelques-unes des fréquences sacrées couramment utilisées :

- <u>432 Hz</u> : cette fréquence est considérée comme la fréquence de base de la nature et est associée à l'équilibre, à l'harmonie et à la guérison. Certains affirment que cette fréquence résonne avec le rythme naturel de l'Univers.
- <u>528 Hz</u> : connue sous le nom de « fréquence de l'amour » ou « fréquence de guérison », elle est associée à la réparation de l'ADN et à la transformation positive. On dit qu'elle aide à stimuler l'énergie de l'amour et à favoriser la guérison émotionnelle et spirituelle.
- <u>639 Hz</u> : cette fréquence est associée à l'harmonie dans les relations interpersonnelles. Elle est souvent utilisée pour améliorer les relations, favoriser la communication et guérir les conflits.
- <u>741 Hz</u> : on dit que cette fréquence aide à dissoudre les toxines émotionnelles et à stimuler la créativité. Elle est souvent utilisée pour favoriser l'expression de soi et la libération des blocages émotionnels.
- <u>852 Hz</u> : cette fréquence est associée à la réparation de l'ADN et à la restauration de l'équilibre spirituel. On dit qu'elle favorise la réactivation de l'intuition et l'expansion de la conscience.

- <u>396 Hz</u> : cette fréquence est souvent appelée « fréquence de libération de la peur ». On dit qu'elle aide à libérer les peurs profondes, les blocages émotionnels et à favoriser le courage et la confiance en soi.
- <u>417 Hz</u> : connue sous le nom de « fréquence de changement », cette fréquence est associée à la transformation personnelle et à la levée des blocages émotionnels. On dit qu'elle aide à briser les schémas négatifs et à favoriser la croissance et le développement personnel.
- <u>963 Hz</u> : cette fréquence est souvent considérée comme la fréquence de l'activation de la glande pinéale ou « fréquence de l'éveil ». On dit qu'elle aide à stimuler l'intuition, la perception spirituelle et la connexion avec la sagesse intérieure.

Il convient de noter que les fréquences sacrées de guérison ne se limitent pas seulement à ces exemples, et différentes sources peuvent mentionner d'autres fréquences ou variantes. Il existe également des combinaisons de fréquences qui sont utilisées pour des effets spécifiques.

Il est important de souligner que l'expérience des fréquences sacrées peut varier d'une personne à l'autre, et certaines personnes peuvent ressentir des bienfaits plus prononcés que d'autres. L'utilisation de ces fréquences dans un contexte de guérison doit être explorée avec discernement et en accord avec vos propres besoins et préférences.

Comme toujours, il est essentiel de maintenir une approche holistique de la santé et de bien-être, en combinant diverses pratiques et en consultant des professionnels de la santé qualifiés lorsque cela est nécessaire.

La fréquence de 128 Hz est une fréquence utilisée dans diverses pratiques de guérison et de relaxation. Elle est souvent associée au diapason C, qui correspond à la note C en musique.

La fréquence de 128 Hz est considérée comme une fréquence de guérison et de résonance. On dit qu'elle favorise la relaxation, l'équilibre et l'harmonie. Elle est parfois utilisée dans le cadre de la thérapie par les diapasons, où des diapasons accordés à cette fréquence sont placés sur ou autour du corps pour aider à induire un état de détente profonde.

Certains praticiens estiment que la fréquence de 128 Hz peut avoir des effets bénéfiques sur le système nerveux, la circulation sanguine, la réduction du stress et la relaxation musculaire. Elle est également utilisée dans certaines techniques de méditation et de visualisation pour faciliter l'ancrage et l'alignement énergétique.

Il convient de noter que les effets ressentis peuvent varier d'une personne à l'autre, et que l'utilisation de la fréquence de 128 Hz peut être complémentaire à d'autres approches de guérison et de bien-être.

Cependant, de nombreuses personnes rapportent des expériences positives en les utilisant dans leurs pratiques de guérison et de bien-être.

Personnellement, j'écoute régulièrement de très nombreuses fréquences de guérison sur YouTube pour moi et pour nettoyer aussi mon intérieur et cela semble très bien fonctionner. Même mon chat est plus calme et détendu.

Testez-les et observez les résultats sur vous et sur votre animal de compagnie au cas où…

✱ **Maintenant à vous** (notez-le dans votre cahier)

Qu'avez-vous appris et retenu de ce chapitre et de cette porte ?

<u>PORTE 12</u>

PRENDRE LA NATURE EN EXEMPLE

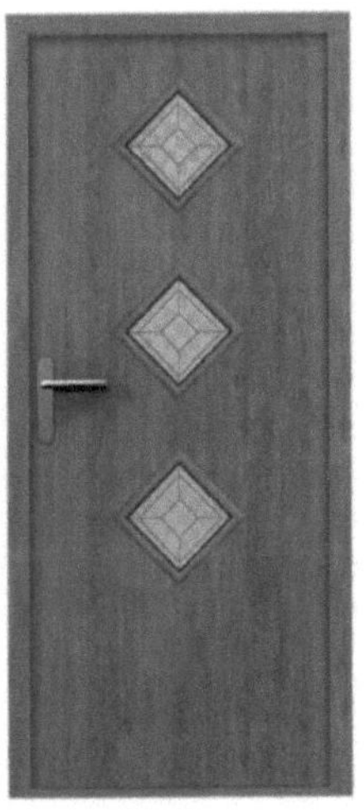

…Invitation à ouvrir…

CHAPITRE I - La connexion à la nature et ses bienfaits

Tout existe déjà dans la nature mais beaucoup d'êtres humains ont oublié et ont perdu cette connexion.

Se reconnecter à la nature est d'une importance capitale dans le processus de guérison, car cela nous permet de retrouver un équilibre essentiel entre notre corps, notre esprit et notre environnement naturel. C'est pourquoi cette reconnexion est si bénéfique pour notre bien-être.

Bonne nouvelle : nous pouvons TOUS nous y reconnecter

A- Les bienfaits

La connexion à la nature peut avoir des bienfaits sur la guérison à la fois sur le plan physique et mental. Voici quelques exemples de ses bienfaits :

- Réduction du stress : être en contact avec la nature peut aider à réduire le stress et l'anxiété en abaissant la pression artérielle, la fréquence cardiaque et la production de cortisol, l'hormone du stress.
- Amélioration de la concentration : passer du temps dans la nature peut aider à améliorer la concentration et la mémoire à court terme.
- Soulagement de la douleur : le contact avec la nature peut aider à réduire la douleur et à améliorer le temps de récupération après une intervention chirurgicale.
- Réduction des symptômes de dépression : la nature peut avoir un effet positif sur l'humeur et peut aider à réduire les symptômes de dépression.

B - <u>Quelques techniques</u> <u>pour se connecter à la nature</u>

- <u>Marcher dans la nature</u> : prenez le temps de faire une promenade en forêt ou dans un parc, sans distraction et en prenant le temps d'observer la nature autour de vous.
- <u>Méditation en pleine nature</u> : trouvez un endroit tranquille dans la nature et pratiquez la méditation en vous concentrant sur votre respiration et en vous connectant à la nature.
- <u>Jardinage</u> : cultiver un jardin peut être une excellente façon de se connecter à la nature et de réduire le stress.
- <u>Baignade en eau douce</u> : la natation en eau douce peut être une expérience rafraîchissante et thérapeutique, qui peut aider à réduire le stress et l'anxiété.
- <u>Observation des étoiles</u> : prenez le temps d'observer les étoiles dans un lieu éloigné de la pollution lumineuse, cela peut être une expérience relaxante et inspirante.
- Etc.

En pratiquant régulièrement l'une de ces techniques, vous pourriez ressentir les bienfaits de la connexion à la nature sur votre guérison. En conclusion, se reconnecter à la nature est un moyen puissant de favoriser la guérison physique, émotionnelle et mentale. Cela nous permet de retrouver l'équilibre, la sérénité et la force nécessaires pour surmonter les épreuves de la vie.

Passer du temps en nature devrait être une priorité dans notre vie quotidienne, car cela nous apporte un bien-être durable et profond.

✳<u>Maintenant à vous</u> (notez-le dans votre cahier)

Qu'avez-vous appris et retenu de ce chapitre ?

CHAPITRE II - Se connecter aux minéraux

A- Les bienfaits

La pratique consistant à se connecter aux pierres est souvent appelée « lithothérapie ». Les pierres et les cristaux sont considérés comme des porteurs d'énergie qui peuvent être utilisés pour aider à équilibrer et à harmoniser l'énergie du corps. Voici quelques bienfaits courants de la lithothérapie et des techniques pour pratiquer :

- **Réduction du stress et de l'anxiété** : certaines pierres, comme l'améthyste et la labradorite, sont réputées pour leur capacité à apaiser l'esprit et à réduire l'anxiété.

- **Amélioration du sommeil** : les pierres comme la lépidolite et la pierre de lune sont souvent utilisées pour améliorer la qualité du sommeil et aider à lutter contre l'insomnie.

- **Renforcement de la confiance en soi** : des pierres comme le quartz rose et la citrine sont utilisées pour aider à renforcer la confiance en soi et l'estime de soi.

B - Quelques techniques

Pour pratiquer la lithothérapie, suggestions :

- **Portez une pierre sur vous** : certaines personnes aiment porter une pierre sur elles sous forme de bijou ou de pierre de poche pour se sentir connectées à son énergie tout au long de la journée.

- **Méditez avec une pierre** : asseyez-vous confortablement avec une pierre dans votre main et méditez sur son énergie. Vous pouvez également placer une pierre sur votre corps pendant la méditation pour aider à équilibrer votre énergie.

- **Utilisez des pierres dans un bain** : ajoutez des pierres à l'eau de votre bain pour créer un environnement relaxant et énergisant.

- **Placez des pierres dans votre maison** : placez des pierres dans différentes pièces de votre maison pour aider à équilibrer l'énergie et créer un environnement harmonieux.

Laissez-vous guider par des pierres qui vous attirent et voyez les résultats.

✳Maintenant à vous (notez-le dans votre cahier)

Qu'avez-vous appris et retenu de ce chapitre ?

CHAPITRE III - Se connecter aux végétaux

A- Les bienfaits

Les végétaux, en tant qu'êtres vivants, ont une énergie subtile et une présence qui peut être ressentie et appréciée. Se connecter aux végétaux offre de nombreux bienfaits pour notre bien-être mental, émotionnel et spirituel. Voici quelques-uns de ces bienfaits, ainsi que quelques techniques pour se connecter aux végétaux :

- **Apaisement et harmonie** : la présence des végétaux peut apporter une sensation de calme et d'harmonie. Se connecter à eux peut aider à réduire le stress, l'anxiété et favoriser une ambiance apaisante.

- <u>Reconnexion à la nature</u> : se connecter aux végétaux nous rappelle notre lien profond avec la nature. Cela nous permet de nous ressourcer, de retrouver un sentiment d'appartenance et de prendre conscience de notre interconnexion avec tout le vivant.
- <u>Inspiration et créativité</u> : les végétaux sont une source d'inspiration infinie. Leur beauté, leur forme et leur diversité peuvent stimuler notre créativité et nous aider à développer de nouvelles idées et perspectives.
- <u>Équilibre énergétique</u> : les végétaux ont une énergie vibratoire qui peut influencer notre propre équilibre énergétique. Se connecter à eux peut nous aider à réaligner notre propre énergie et à retrouver un état de bien-être.
- <u>Guérison et régénération</u> : certains végétaux possèdent des propriétés curatives et peuvent contribuer à notre guérison physique, émotionnelle ou spirituelle. Se connecter à eux peut renforcer ces effets bénéfiques.

B - <u>Quelques techniques</u>

Pour se connecter aux végétaux, voici quelques suggestions :

- <u>Promenade consciente</u> : prenez le temps de vous promener dans un environnement naturel, comme un parc ou une forêt. Soyez attentif aux végétaux qui vous entourent, observez-les, touchez-les et ressentez leur présence.
- <u>Méditation avec les végétaux</u> : trouvez un endroit confortable près d'un végétal qui vous attire. Asseyez-vous en silence, fermez les yeux et dirigez votre attention

sur la plante. Respirez profondément et imaginez-vous en train de vous connecter à son énergie.

- Communication intuitive : développez votre intuition en essayant de ressentir les messages et les émotions des végétaux. Fermez les yeux, placez vos mains près d'une plante et voyez si vous pouvez capter ses vibrations et recevoir des informations intuitives.
- Cérémonies et rituels : honorez les végétaux en organisant des cérémonies ou des rituels spéciaux. Vous pouvez créer des autels avec des plantes, allumer des bougies, réciter des prières ou des incantations, ou simplement exprimer votre gratitude envers les végétaux.
- Jardinage et soin des plantes : cultiver votre propre jardin ou prendre soin des plantes d'intérieur peut être une excellente façon de vous connecter à leur énergie. Prenez le temps d'arroser, de tailler et de prendre soin de vos plantes.
- Et bien d'autres possibilités.

✸Maintenant à vous (notez-le dans votre cahier)

Qu'avez-vous appris et retenu de ce chapitre ?

Quelle action choisissez-vous de mettre en place ?

CHAPITRE IV - Se connecter aux animaux

A - Les bienfaits

La connexion aux animaux peut avoir des bienfaits sur la guérison émotionnelle et physique.

Voici quelques façons dont elle peut être bénéfique :

- <u>Réduction du stress</u> : interagir avec des animaux peut aider à réduire le stress et l'anxiété en libérant des hormones telles que l'ocytocine et la dopamine.
- <u>Augmentation du bien-être émotionnel</u> : les animaux peuvent apporter de la joie et du réconfort, et peuvent également aider à réduire la solitude et l'isolement social.
- <u>Amélioration de la condition physique</u> : prendre soin des animaux peut être une activité physique, ce qui peut contribuer à améliorer la santé physique.

B - <u>Quelques techniques</u>

Pour se reconnecter aux animaux, voici quelques suggestions :

- <u>Promenade en nature avec votre animal de compagnie</u> : les promenades avec votre animal de compagnie peuvent être une occasion de vous connecter à la nature et de profiter de la compagnie de votre animal.
- <u>Visite d'un refuge animalier</u> : les refuges animaliers sont un excellent moyen de rencontrer de nouveaux animaux et de contribuer à leur bien-être.
- <u>Communication animale</u> : la communication animale est une pratique qui consiste à établir une connexion avec un animal en utilisant l'intuition et la méditation. Cela peut aider à comprendre les besoins et les émotions de l'animal, et peut également aider à renforcer la relation entre l'animal et son propriétaire.

  Il est important de noter que lors de la connexion aux animaux, il est essentiel de respecter leur bien-être et leur confort. Les animaux ne doivent jamais être utilisés comme des outils pour notre propre guérison ou divertissement.

En ce qui me concerne, j'ai toujours été en contact avec des animaux. Lorsque j'étais enfant, nous avons eu un chien, un cochon d'Inde, des lapins, des tortues, et tous cohabitaient ensemble.

C'est moi qui ai ramené dans la famille mon premier chat à mes dix-huit ans.

Depuis 2012, une amie m'a offert ma Nouchette et elle m'accompagne à chaque instant dans ma vie. C'est une réelle compagne de vie.

Exemple du chat :

Un chat peut être bien plus qu'un simple animal de compagnie dans un processus de guérison. Sa présence douce et réconfortante offre un soutien émotionnel précieux. Le simple fait de caresser son pelage doux peut apaiser notre esprit et réduire le poids du stress et de l'anxiété. Les ronronnements du chat agissent comme une mélodie apaisante, créant une atmosphère de tranquillité.

Lorsque nous nous concentrons sur notre chat, le monde extérieur s'atténue, nous permettant de nous échapper temporairement des défis qui peuvent nous accabler. Cette interaction offre une pause bienvenue, nous aidant à renouveler notre énergie et à nous recentrer sur le moment présent.

Le chat nous rappelle également le pouvoir de la responsabilité et de la routine. Prendre soin de lui nous donne un sentiment d'accomplissement et nous aide à instaurer une structure dans notre quotidien, ce qui peut être particulièrement bénéfique lorsque nous traversons une période de guérison.

Surtout, le chat nous offre un amour inconditionnel. Sa présence chaleureuse et sans jugement nous rappelle que nous sommes dignes d'amour tels que nous sommes. L'étreinte de ses pattes douces symbolise un soutien constant, créant un espace où nous pouvons nous exprimer librement, pleurer nos peines et célébrer nos petits succès.

En fin de compte, le chat, comme un chien ou tout autre animal, peut être un véritable allié dans notre voyage de guérison, apportant réconfort, présence et un rappel bienveillant de la beauté de l'instant présent.

✳<u>Maintenant à vous</u> (notez-le dans votre cahier)

Qu'avez-vous appris et retenu de ce chapitre ?

Quelle action choisissez-vous de mettre en place ?

<u>CHAPITRE V - Les thérapies complémentaires</u>

Les thérapies complémentaires, également connues sous le nom de médecines alternatives ou médecines complémentaires, offrent des approches holistiques pour la guérison et le bien-être. Elles complètent souvent les traitements médicaux conventionnels en prenant en compte non seulement le corps physique, mais aussi l'esprit, les émotions et l'énergie vitale. Ces thérapies reconnaissent l'importance de l'équilibre et de l'harmonie pour la santé globale.

En voici quelques-unes :

- <u>Les huiles essentielles</u> : utilisées en aromathérapie, les huiles essentielles sont extraites de plantes et ont des propriétés thérapeutiques. Elles peuvent être utilisées pour soulager le stress, améliorer le sommeil, apaiser les douleurs, etc.

- <u>Les fleurs de Bach</u> : ces élixirs floraux sont conçus pour équilibrer les émotions. Chaque fleur est associée à une émotion spécifique, et elles sont utilisées pour aider à gérer le stress, l'anxiété, la tristesse, etc.
- <u>La réflexologie</u> : cette thérapie repose sur la stimulation de points spécifiques sur les pieds, les mains ou les oreilles pour favoriser la guérison dans différentes parties du corps.
- <u>L'acupuncture</u> : une pratique ancienne de la médecine chinoise qui consiste à insérer de fines aiguilles dans des points spécifiques du corps pour rétablir l'équilibre énergétique.
- <u>La chiropratique</u> : cette thérapie se concentre sur l'alignement de la colonne vertébrale pour améliorer la santé globale et soulager la douleur.
- <u>La naturopathie</u> : elle vise à renforcer les capacités naturelles de guérison du corps en utilisant des méthodes telles que l'alimentation, les plantes médicinales, les compléments alimentaires et d'autres approches naturelles.
- <u>La méditation et la relaxation</u> : ces techniques favorisent la détente, réduisent le stress et peuvent avoir un impact positif sur la santé mentale et physique.
- <u>L'homéopathie</u> : basée sur le principe de la similitude, elle utilise de petites quantités de substances naturelles pour stimuler la capacité d'autoguérison du corps.
- <u>L'ostéopathie</u> : une approche holistique qui vise à améliorer la mobilité des articulations et à favoriser la santé générale.
- <u>La thérapie par les pierres et cristaux</u> : les pierres et cristaux sont censés avoir des propriétés énergétiques qui peuvent être utilisées pour équilibrer et harmoniser le corps et l'esprit.

Ces thérapies complémentaires reconnaissent l'importance de considérer la personne dans sa globalité et mettent l'accent sur l'équilibre, la prévention et la guérison naturelle.

Il est évident que pour toute pathologie, il est recommandé de consulter un professionnel de la santé.

✳ <u>Maintenant à vous</u> (notez-le dans votre cahier)

- Qu'avez-vous appris et retenu de ce chapitre ?
- Écrivez les points principaux retenus de cette porte.
- Quelle nouvelle action choisissez-vous de mettre en place ?
-

PORTE 13

SE CONNECTER ♥

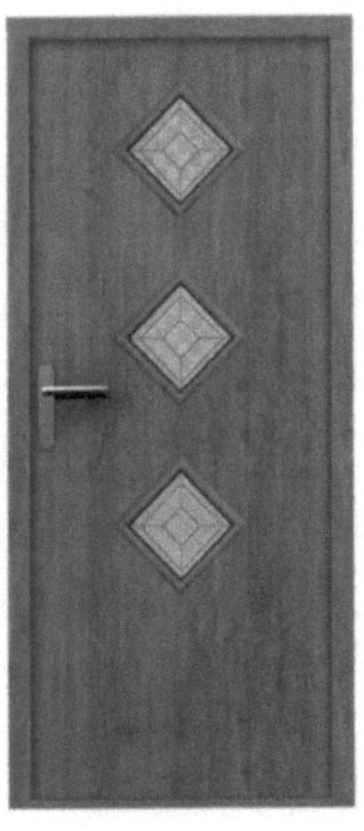

…Invitation à ouvrir…

Le cœur est un organe vital pour le fonctionnement du corps humain, mais il est également considéré comme un centre énergétique important dans de nombreuses cultures et traditions spirituelles. Le pouvoir du cœur se réfère à la capacité de cet organe à générer et à émettre une énergie puissante qui peut affecter notre santé physique et émotionnelle, notre bien-être spirituel et notre relation avec les autres.

CHAPITRE I - Le pouvoir du cœur

De nombreuses pratiques spirituelles et de développement personnel se concentrent sur l'activation du pouvoir du cœur, notamment à travers la méditation, la gratitude, la compassion, l'amour inconditionnel, l'ouverture du cœur et la connexion avec les autres. Des études scientifiques ont également montré que **le cœur a un champ électromagnétique qui peut affecter les personnes et les environnements autour de nous.**

L'accès au pouvoir du cœur nécessite souvent une pratique régulière et une prise de conscience de notre état intérieur. Cela peut être réalisé grâce à des techniques de respiration, de méditation, de visualisation et d'expression de l'amour et de la gratitude. Lorsque nous sommes en contact avec notre pouvoir de cœur, nous pouvons ressentir une plus grande paix intérieure, une plus grande compassion pour les autres et une plus grande capacité à guérir.

La connexion à son cœur

La connexion à son cœur est une pratique qui consiste à se connecter à ses émotions et à son intuition pour mieux se comprendre et mieux comprendre les autres. Cela peut aider à améliorer les relations avec les autres, à réduire le stress et à renforcer l'estime de soi.

Les bienfaits de la connexion à son cœur sont nombreux. Tout d'abord, cela peut aider à mieux comprendre ses émotions et à apprendre à les gérer de manière plus efficace. En prenant le temps de se connecter à son cœur, on peut apprendre à identifier ses besoins et ses désirs les plus profonds, ce qui peut aider à prendre des décisions plus éclairées dans sa vie.

La connexion à son cœur peut également aider à renforcer les relations avec les autres en permettant une communication plus authentique et honnête. En écoutant son cœur et en étant à l'écoute des émotions des autres, on peut mieux comprendre leurs besoins et leurs désirs et mieux répondre à leurs demandes.

Comment la pratiquer ?

Pour pratiquer la connexion à son cœur, il est important de prendre le temps de se calmer et de se détendre. Vous pouvez vous installer dans un endroit calme et paisible, fermer les yeux et **concentrer votre attention sur votre cœur.**

En respirant lentement et profondément, imaginez que vous inspirez la paix et l'amour et que vous expirez le stress et l'anxiété.

Vous pouvez également utiliser des techniques de méditation pour vous connecter à votre cœur, telles que la méditation guidée ou la méditation en pleine conscience. Les pratiques de yoga et de tai-chi peuvent également aider à vous connecter à votre cœur en vous concentrant sur la respiration et les mouvements doux.

Conseil : il est important de pratiquer régulièrement la connexion à son cœur pour en ressentir les bienfaits. Essayez de consacrer quelques minutes chaque jour à cette pratique pour renforcer votre capacité à écouter votre cœur et à mieux comprendre vos émotions.

Astuce : je mettais plusieurs alarmes par jour sur mon portable, je me demandais si j'étais connectée à mon cœur et si ce n'était pas le cas, je pratiquais les exercices en conscience.

❋ <u>Maintenant à vous</u> (notez-le dans votre cahier)

Qu'avez-vous appris et retenu de ce chapitre ?

Quelle nouvelle action choisissez-vous de mettre en place ?

<u>Chapitre II - Se connecter à l'amour</u>

Se focaliser sur l'essence même de l'amour, sur ce qu'il représente pour chaque individu. L'amour est un sentiment universellement puissant et réconfortant. Il transcende les barrières et nous connecte les uns aux autres. C'est cette connexion profonde et significative qu'il est important de mettre en lumière.

Lorsque nous nous concentrons sur l'amour, nous comprenons que c'est bien plus qu'un simple mot. C'est un état d'esprit, une force qui peut nous guider à travers les épreuves de la vie. En nous laissant emporter par l'amour, nous ouvrons notre cœur à la bienveillance, à l'empathie et à la compassion envers les autres.

En persistant dans cette quête d'amour, nous découvrons que cela nous nourrit non seulement émotionnellement, mais aussi physiquement. L'amour réduit votre stress, renforce notre confiance en nous et nous donne la force de surmonter les obstacles.

Je persiste à mettre en avant l'importance de cultiver l'amour envers soi également. Se traiter avec gentillesse et bienveillance est essentiel pour pouvoir donner et recevoir de l'amour de manière authentique.

En fin de compte, je persiste à encourager chacun à s'ouvrir à l'amour, à embrasser sa magie et à en faire une part essentielle de sa vie. C'est dans cet amour profond que nous trouvons la guérison, la transformation et la joie qui émanent de l'intérieur vers l'extérieur.

Les bienfaits

L'amour est un sentiment complexe qui est différent de l'attirance, de l'attachement, du désir, de la passion.

Il peut avoir de nombreux bienfaits pour la santé mentale et physique. Voici quelques-uns des avantages de l'amour :

- <u>Réduit le stress</u> : l'amour et l'affection sont connus pour réduire les niveaux de stress et d'anxiété. Le simple fait de tenir la main de votre partenaire peut aider à réduire votre rythme cardiaque et votre tension artérielle.
- <u>Augmente le bonheur</u> : être en amour peut vous rendre plus heureux et épanoui. Les moments passés avec votre partenaire peuvent vous apporter de la joie et du bonheur.
- <u>Renforce l'estime de soi</u> : l'amour peut renforcer votre estime de soi et vous aider à vous sentir plus confiant et plus heureux dans votre vie.
- <u>Améliore la santé physique</u> : des études ont montré que les personnes qui sont en amour ont tendance à être en meilleure santé que les personnes célibataires. Cela peut être dû au fait qu'elles ont quelqu'un pour les soutenir et les encourager à adopter un mode de vie sain.

- <u>Favorise la guérison</u> : des études ont montré que les patients atteints de maladies chroniques guérissent souvent plus rapidement lorsqu'ils ont un partenaire affectueux.

Quelques techniques

Pour cultiver l'amour dans votre vie, voici quelques suggestions :

- <u>Soyez aimable</u> : être aimable et compatissant envers les autres peut vous aider à cultiver l'amour dans votre vie. Faites preuve d'empathie et de compréhension envers les autres, et essayez de voir les choses de leur point de vue.
- <u>Soyez ouvert</u> : soyez ouvert à l'amour et aux relations dans votre vie. Si vous êtes célibataire, ouvrez-vous aux rencontres et à la possibilité de trouver l'amour. Si vous êtes en couple, soyez ouvert aux défis et aux opportunités de croissance qui se présentent.
- <u>Pratiquez la gratitude</u> : exprimez votre gratitude pour les personnes que vous aimez et pour les moments heureux que vous partagez avec eux. Prenez le temps de leur dire à quel point vous les appréciez et à quel point vous les aimez.
- <u>Prenez soin de vous</u> : prenez soin de vous physiquement, émotionnellement et mentalement. Faites de l'exercice régulièrement, mangez des aliments sains et nutritifs, dormez suffisamment et prenez le temps de vous détendre et de vous ressourcer.
- <u>Soyez présent</u> : soyez présent dans les moments de bonheur et d'amour de votre vie. Soyez pleinement présent et profitez de chaque instant avec les personnes que vous aimez.

✻ <u>**Maintenant à vous**</u> (notez-le dans votre cahier)

Qu'avez-vous appris et retenu de ce chapitre

Quelle action choisissez-vous de mettre en place ?

<u>CHAPITRE III - Se connecter à la compassion</u>

Se connecter à la compassion, c'est ouvrir son cœur à la souffrance et à la détresse des autres, en ressentant une profonde compassion et le désir sincère de les aider. C'est une qualité humaine précieuse qui nous permet de nous relier à autrui de manière compatissante et aimante.

Les bienfaits

Lorsque nous nous connectons à la compassion, nous sommes capables de mettre de côté nos jugements et nos préjugés pour véritablement comprendre ce que vivent les autres. Nous pouvons ressentir leur douleur comme si c'était la nôtre, et cela nous motive à agir pour les soutenir et les soulager.

La compassion est un puissant catalyseur de changement positif dans le monde. En nous connectant à cette qualité essentielle, nous devenons des agents de transformation et d'amour, contribuant à créer un environnement plus compatissant et solidaire pour tous. C'est un voyage profondément gratifiant qui nous rappelle notre humanité commune et notre capacité à faire une différence dans la vie des autres, même par de petits gestes de compassion au quotidien.

Se connecter à la compassion apporte de nombreux bienfaits pour notre bien-être émotionnel et physique. La compassion nous incite à tendre la main à ceux qui souffrent, à leur offrir notre écoute, notre présence et notre soutien.

Quelques techniques

Pour se connecter à la compassion, voici quelques suggestions :

1. <u>Méditation de la compassion</u> : prenez quelques minutes chaque jour pour méditer sur la compassion. Visualisez-vous en train de ressentir de l'amour et de la bienveillance envers vous-même et les autres. Vous pouvez également utiliser des phrases ou des affirmations bienveillantes pour renforcer cette émotion.

2. <u>Pratique de l'écoute active</u> : lorsque vous écoutez quelqu'un, soyez pleinement présent et attentif à ses paroles et à ses émotions. Montrez de l'empathie et évitez de juger ou d'interrompre.

3. <u>Faire preuve d'actes de gentillesse</u> : cherchez des opportunités de faire preuve de gentillesse envers les autres, que ce soit par de petits gestes ou des actions plus significatives.

4. <u>Pratiquer l'autocompassion</u> : soyez bienveillant envers vous-même lorsque vous faites face à des difficultés ou des erreurs et apprenez à vous pardonner. Traitez-vous avec la même compassion que vous montreriez à votre meilleur ami. Cela crée un espace intérieur où vous pouvez puiser dans votre propre résilience et sérénité,

afin de mieux accompagner les autres sur leur chemin de guérison.

5. <u>Se mettre à la place des autres</u> : essayez de comprendre les sentiments et les expériences des autres en vous mettant à leur place. Cela peut vous aider à leur pardonner. Cela peut être aussi simple que d'être là pour quelqu'un en période difficile, de lui offrir un sourire chaleureux ou un mot d'encouragement.

La compassion est une qualité qui peut être développée avec la pratique et la bienveillance envers soi-même. En cultivant cette émotion positive, nous enrichissons notre vie et celle des autres, créant ainsi un monde plus aimant et compatissant.

✱ <u>Maintenant à vous</u> (notez-le dans votre cahier)

Qu'avez-vous appris et retenu de ce chapitre ?

Quelle action choisissez-vous de mettre en place ?

<u>CHAPITRE IV - Se connecter à la gratitude</u>

Quand nous exprimons notre gratitude, nous montrons à l'autre que nous le voyons, que nous apprécions ce qu'il a fait pour nous. C'est comme lui dire : « Tu comptes pour moi, tu as fait une différence dans ma vie, et je te suis reconnaissant(e) ». Cela crée un lien spécial entre nous, un lien d'amour et de reconnaissance.

Au commencement de ce livre, j'ai commencé par remercier car c'est vraiment la base de la guérison. Le remerciement, c'est comme un rayon de soleil dans le cœur. C'est un mot magique qui fait du bien, qui réchauffe et qui guérit. Quand quelqu'un fait quelque chose de gentil pour nous, lui dire « merci » avec le cœur, c'est comme lui offrir un cadeau précieux en retour.

Une phrase qui me parle énormément aussi c'est « Je te vois » dans le film Avatar.

Ou aussi « Namasté ». Namasté est un terme d'origine sanskrit qui est souvent utilisé en Inde et dans d'autres cultures orientales. C'est un salut respectueux et une expression de salutation qui est généralement accompagnée d'un geste spécifique. Le geste consiste à mettre les paumes des mains ensemble devant le cœur, les doigts pointés vers le haut, et à incliner légèrement la tête en signe de respect.

Le mot « Namasté » lui-même se traduit généralement par des significations profondes telles que :

- « Je salue la lumière divine en toi » ou « Je salue l'âme en toi ».

- « Le divin en moi salue le divin en toi ».

- « Je reconnais et honore le sacré qui réside en toi ».

C'est un terme chargé de spiritualité et de respect mutuel. Il est souvent utilisé comme une façon de montrer son appréciation pour la présence et la connexion avec une autre personne, ainsi que comme un rappel de l'unité et de la divinité présentes en chacun de nous.

La gratitude, c'est aussi une façon de se sentir bien. Quand nous prenons le temps de voir toutes les choses positives autour de nous et de dire « merci » pour ces petites et grandes joies de la vie, cela nous remplit le cœur de bonheur. Cela nous aide à voir la beauté dans les moments simples, à apprécier ce que nous avons, et à être plus heureux(se) au quotidien.

Et vous savez quoi ? Le remerciement, ça se partage ! Quand nous exprimons notre gratitude envers les autres, cela les rend heureux aussi. C'est comme si on offrait un rayon de soleil dans leur journée. Vous verrez comment cela peut illuminer votre vie et celle des autres. Et quand ils se sentent heureux, ils ont envie de faire encore plus de choses gentilles pour nous et pour les autres. C'est comme une chaîne de gentillesse qui se propage et qui fait du bien à tout le monde.

Le remerciement, c'est une petite magie du cœur qui peut faire de grandes différences dans nos vies. Alors, merci à vous d'avoir pris le temps de lire ces mots, car cela signifie beaucoup pour moi. Merci du fond du cœur.

<u>Conseils</u> :

- Focalisez-vous sur ce que vous avez déjà plutôt que sur ce qui vous manque.
- Remerciez les petites choses positives de votre vie, car la gratitude génère une attitude positive.
- Soyez bienveillant envers vous-même : évitez les jugements durs envers vous-même et traitez-vous avec la même compassion que vous le feriez pour un ami cher. Acceptez vos limites et vos erreurs tout en vous encourageant à progresser.

<u>La gratitude comme outil de transformation</u>

Imaginez la gratitude comme une baguette magique qui peut transformer chaque aspect de votre vie. C'est comme si vous teniez un prisme qui change la façon dont vous percevez le monde qui vous entoure.

La gratitude consiste à reconnaître et à apprécier les belles choses, les petites joies et les moments précieux de votre vie. C'est comme si vous mettiez des lunettes spéciales qui filtrent les nuages sombres pour laisser passer la lumière éclatante.

Lorsque vous pratiquez la gratitude, vous cultivez un état d'esprit qui change tout. Au lieu de vous concentrer sur ce qui manque ou sur ce qui ne va pas, vous vous concentrez sur ce qui est déjà là, sur ce qui vous entoure et sur ce qui vous fait sourire.

La gratitude agit comme un aimant qui attire davantage de choses positives dans votre vie. Plus vous êtes reconnaissant, plus vous attirez des raisons d'être reconnaissant. C'est un cercle vertueux qui amplifie le bonheur et la satisfaction.

La gratitude peut être pratiquée de différentes manières. Vous pouvez tenir un journal de gratitude, où vous notez chaque jour trois choses pour lesquelles vous êtes reconnaissant. Vous pouvez aussi prendre quelques instants chaque matin pour exprimer mentalement votre gratitude pour les choses simples de la vie.

Lorsque vous vous sentez submergé par le stress ou les défis, la gratitude peut être votre refuge. Elle vous ramène à l'essentiel, à ce qui compte vraiment. Elle vous rappelle que même au milieu des difficultés, il y a toujours des raisons d'être reconnaissant.

La gratitude transforme votre façon de voir le monde. Elle élargit votre perspective, vous aidant à voir les bénédictions cachées dans les moments difficiles. Elle vous rappelle que chaque jour est une occasion de célébrer la vie, de remercier pour ce que vous avez et d'anticiper avec joie ce qui est à venir.

Alors, ouvrez votre cœur à la gratitude. Laissez-la illuminer chaque coin sombre de votre vie. Transformez chaque instant en une opportunité de dire merci, de ressentir la chaleur de la gratitude et de laisser sa magie opérer dans votre vie.

✳ **Maintenant à vous** (notez-le dans votre cahier)

Qu'avez-vous appris et retenu de ce chapitre ?

CHAPITRE V - Les relations sociales positives et nourrissantes

Entourez-vous de personnes qui vous soutiennent et qui vous apportent de la positivité. Évitez les influences négatives qui pourraient entraver votre processus de guérison.

Effectivement, les relations sociales positives et nourrissantes sont importantes pour le bien-être mental et physique d'une personne. Les relations sociales peuvent aider à réduire le stress, l'anxiété et la dépression, et peuvent renforcer le système immunitaire en améliorant le fonctionnement du système endocrinien et en réduisant les niveaux de cortisol (hormone du stress).

Des études ont montré que les personnes qui ont des relations sociales solides et positives ont moins de risques de développer des maladies chroniques, comme les maladies cardiaques et le diabète, et ont un taux de mortalité plus faible. En outre, les relations sociales peuvent stimuler le cerveau, améliorer la mémoire et la cognition, et peuvent également apporter un sentiment de bonheur et de satisfaction.

Il est donc important de maintenir des relations sociales saines et positives pour améliorer sa santé mentale et renforcer son système immunitaire. Cela peut inclure des activités telles que passer du temps avec des amis et de la famille (si ce sont bien sûr des relations positives et nourrissantes sinon non), participer à des activités communautaires ou de groupe, et se connecter avec d'autres personnes partageant les mêmes intérêts.

Il existe plusieurs études qui ont montré une corrélation entre les relations sociales positives et la santé mentale ainsi que le système immunitaire.

Par exemple, une étude menée par l'Université de Caroline du Nord a révélé que les personnes ayant des relations sociales positives et soutenantes ont une réponse immunitaire plus forte que celles qui ont des relations sociales conflictuelles ou insatisfaisantes. Une autre étude publiée dans la revue Health Psychology a montré que les personnes ayant des relations sociales positives ont moins de risques de développer une dépression.

En outre, une étude de 2010 publiée dans la revue PLOS Medicine a révélé que les personnes qui ont des relations sociales fortes ont une espérance de vie plus longue que celles qui ont des relations sociales faibles.

Cependant, il est important de noter que ces études montrent une corrélation entre les relations sociales positives et la santé, mais cela ne signifie pas nécessairement que l'une est la cause de l'autre. D'autres facteurs peuvent également jouer un rôle important dans la santé mentale et le système immunitaire.

✳ <u>Maintenant à vous</u> (notez-le dans votre cahier)

Qu'avez-vous appris et retenu de ce chapitre ?

<u>CHAPITRE VI - L'art de bénir</u>

L'art de bénir est une pratique spirituelle qui consiste à exprimer sa gratitude pour les choses que l'on a dans sa vie et à envoyer des bénédictions à soi-même, aux autres et au monde en général. Cette pratique peut aider à cultiver une attitude plus positive et à se connecter à une source plus élevée de bien-être.

Les bienfaits de la pratique de la bénédiction sont nombreux. Elle peut aider à :

- cultiver la gratitude et l'appréciation pour les choses positives dans sa vie.
- se concentrer sur les aspects positifs plutôt que sur les aspects négatifs.
- développer une attitude plus positive et optimiste.
- améliorer les relations avec les autres en envoyant des bénédictions à ceux qui nous entourent.
- se connecter à une source de bien-être plus élevée.

Il existe **plusieurs pratiques** pour bénir, comme :

- Prendre un moment chaque jour pour se concentrer sur les choses positives de sa vie et envoyer des bénédictions aux autres.
- Utiliser des affirmations positives pour renforcer l'estime de soi et la confiance en soi.
- Utiliser des pierres ou des cristaux pour amplifier l'énergie de la bénédiction.
- Participer à des cérémonies ou rituels de bénédiction avec une communauté spirituelle.

En pratiquant l'art de bénir, on peut apprendre à se concentrer sur les aspects positifs de la vie, à cultiver la gratitude et l'appréciation pour les choses que l'on a et à se connecter à une source plus élevée de bien-être et de positivité.

✻ <u>Maintenant à vous</u> (notez-le dans votre cahier)

-   Qu'avez-vous appris et retenu de ce chapitre ?

-   Qu'avez-vous retenu de cette porte ?

-   Quelles techniques choisissez-vous de mettre en place
    dès maintenant dans votre vie ?

PORTE 14

CRÉER VOTRE RÉALITÉ

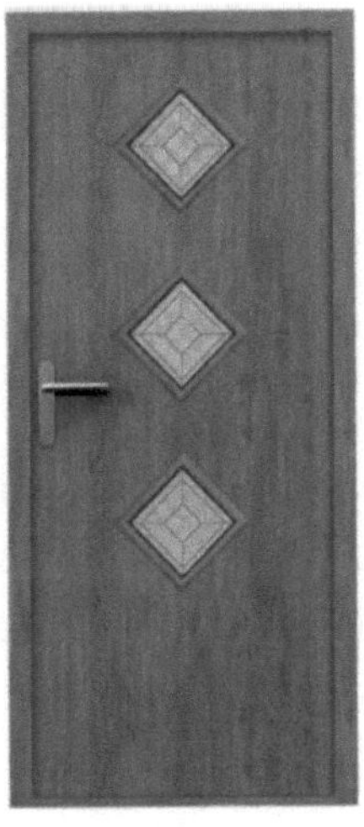

...Invitation à ouvrir...

Le passé est passé, seul le moment présent compte et nous sommes les créateurs de notre vie.

CHAPITRE I - Le pouvoir de l'intention

« Là où l'intention va, l'énergie coule. », Deepak Chopra

Le pouvoir de l'intention est la croyance selon laquelle nous pouvons influencer notre vie et notre environnement en formulant des intentions claires et positives. Lorsque nous avons une intention précise et positive, cela peut nous aider à concentrer notre énergie et notre attention sur ce que nous souhaitons réaliser. Cette focalisation peut avoir un impact sur notre état d'esprit, notre comportement et notre environnement, en attirant des opportunités et des événements en ligne avec notre intention.

Dans le domaine de la guérison, l'intention peut jouer un rôle important en aidant les personnes à **se concentrer sur leur objectif de guérison**, en renforçant leur motivation à suivre leur traitement et en favorisant un état d'esprit positif propice à la guérison. Il est important de noter que **l'intention ne remplace pas un traitement médical approprié**, et en même temps, peut être utilisée en complément pour renforcer l'effet bénéfique du traitement.

Pour pratiquer l'intention, il est important de formuler des intentions claires, positives et réalisables, en se concentrant sur ce que nous souhaitons plutôt que sur ce que nous ne souhaitons pas. Il est également utile de visualiser et d'imaginer la réalisation de notre intention avec tous nos sens, en ressentant les émotions positives que cela suscite. Enfin, il est important de rester ouvert aux opportunités qui se présentent en ligne avec notre intention et de prendre des mesures concrètes pour réaliser notre objectif.

✳ <u>Maintenant à vous</u> (notez-le dans votre cahier)

Qu'avez-vous appris et retenu de ce chapitre ?

<u>CHAPITRE II - La pensée positive</u>

La pensée positive joue un rôle essentiel dans le processus de guérison. Cela consiste à adopter une attitude optimiste et constructive envers la vie et les défis auxquels nous sommes confrontés. Voici comment la pensée positive impacte la guérison :

- <u>Renforcement du système immunitaire</u> : des études ont montré que la pensée positive peut stimuler le système immunitaire, ce qui favorise une meilleure réponse du corps aux maladies et aux infections.
- <u>Réduction du stress</u> : en choisissant de penser de manière positive, nous réduisons le stress et l'anxiété qui peuvent être des obstacles à la guérison. Une attitude positive nous aide à faire face aux difficultés avec calme et confiance.
- <u>Favorise la résilience</u> : la pensée positive nous aide à développer une plus grande résilience face aux épreuves de la vie. Elle nous permet de rebondir plus facilement après des moments difficiles et de trouver des solutions créatives pour surmonter les obstacles.

- <u>Renforcement de la motivation</u> : une attitude positive nous encourage à rester motivés dans notre parcours de guérison. Nous nous concentrons sur nos objectifs et croyons en notre capacité à atteindre la guérison.
- <u>Amélioration de l'humeur</u> : la pensée positive entraîne une amélioration de notre humeur générale. Cela nous aide à voir la vie sous un jour plus lumineux et à apprécier les petits plaisirs quotidiens.

En cultivant la pensée positive dans votre vie, vous renforcez votre guérison intérieure et favorisez un état d'esprit propice à une meilleure santé et un bien-être global. La pensée positive est une force puissante qui peut ouvrir des portes et vous guider vers un chemin de guérison et d'épanouissement.

Il est essentiel d'être conscient de nos pensées et de les cultiver avec soin. En adoptant une attitude positive et constructive, nous pouvons influencer notre vie de manière significative. Cependant, il est important de se rappeler que la pensée seule n'est pas suffisante pour réaliser nos rêves. **Elle doit être suivie d'actions concrètes et d'efforts persévérants pour concrétiser nos désirs.**

Ainsi, en cultivant des pensées positives, en restant ouverts aux opportunités et en agissant avec détermination, nous pouvons véritablement créer une vie plus épanouissante et alignée avec nos aspirations les plus profondes. La pensée est un pouvoir créateur, et c'est à nous de l'utiliser de manière constructive pour atteindre nos objectifs et vivre une vie épanouissante et heureuse.

<u>Bonne nouvelle</u> : nous avons la capacité de les transformer (cf. porte19 : CHEMINER VERS LA TRANSFORMATION)

A - <u>Se nettoyer- nettoyer ses pensées</u>

Se nettoyer ou nettoyer ses pensées, c'est une pratique qui consiste à libérer l'esprit de tout ce qui peut le polluer, le perturber ou le parasiter. Cela peut inclure des pensées négatives, des émotions désagréables, des soucis, des peurs, des doutes, des croyances limitantes, des jugements, des regrets, des rancœurs, des ressentiments, des attachements, des frustrations, des obsessions, etc.

Pour nettoyer ses pensées, il existe différentes méthodes et techniques, telles que la méditation, la visualisation, l'écriture, la respiration, le yoga, la musique, la nature, la gratitude, la prière, l'introspection, la thérapie, etc.

L'objectif de cette pratique est de retrouver une certaine clarté d'esprit, une paix intérieure, une ouverture d'esprit et une capacité à agir avec plus de lucidité et de discernement. Cela peut également avoir des bénéfices sur la santé mentale et physique, en réduisant le stress, l'anxiété, la dépression et en renforçant le système immunitaire.

B - <u>Les affirmations positives</u>

Pratiquer l'affirmation de soi pour intégrer la pensée positive.

De plus, les répéter régulièrement va renforcer votre estime de soi, augmenter votre confiance en vous et favoriser votre guérison intérieure. Voici quelques **conseils** pour pratiquer l'affirmation de soi de manière efficace :

- <u>Choisissez des affirmations positives</u> : sélectionnez des phrases positives et affirmatives qui reflètent vos objectifs de guérison et vos aspirations. Par exemple, vous pouvez dire : « Merci pour ma santé qui s'améliore de jour en jour » ou « Je suis digne d'amour et de bien-être »…

- <u>Soyez précis et réaliste</u> : assurez-vous que vos affirmations sont spécifiques et réalistes. Évitez les déclarations vagues ou excessivement ambitieuses. En choisissant des affirmations qui vous semblent atteignables, vous renforcerez votre croyance en leur véracité. Avancez petit à petit… ou pas, testez.

- <u>Répétez-les régulièrement</u> : prenez l'habitude de répéter vos affirmations chaque jour, de préférence à des moments clés comme le matin au réveil et le soir avant de vous coucher. Plus vous les répétez, plus elles s'enracineront dans votre esprit et deviendront une partie intégrante de votre pensée.

- <u>Utilisez l'émotion</u> : lorsque vous répétez vos affirmations, essayez de les accompagner d'émotions positives. Ressentez la vérité et la puissance de vos déclarations. L'association d'émotions positives renforce l'impact des affirmations sur votre subconscient ou repensez à une en premier à une expérience de joie intense, et dites vos affirmations.

- <u>Visualisez votre guérison</u> : complétez vos affirmations en vous visualisant en pleine santé et en guérison. Imaginez-vous vivant une vie épanouissante et en harmonie avec vous-même. La visualisation positive renforce l'effet des affirmations en programmant votre esprit vers un état de guérison. Elle renforce votre intention de guérir et attire des énergies positives.

- <u>Soyez patient et persévérant</u> : les affirmations positives ne produisent pas toujours des résultats immédiats, mais leur effet s'accumule avec le temps. Répéter, répéter, répéter. Soyez patient avec vous-même et persévérez dans la pratique des affirmations, même si vous ne voyez pas de changements immédiats.

- <u>Combinez les affirmations avec des actions</u> : les affirmations seules ne suffisent pas pour provoquer des changements. Complétez-les par **des actions concrètes** pour favoriser votre guérison. Adoptez des habitudes saines, prenez soin de vous et cherchez le soutien dont vous avez besoin.

En utilisant les affirmations positives de manière régulière et intentionnelle, vous renforcerez votre mental positif, renouvellerez votre confiance en vous et créerez une dynamique favorable à votre guérison intérieure. Les affirmations peuvent être un outil puissant pour transformer votre vie et vous aider à avancer vers un état de bien-être et d'épanouissement.

<u>Bonne nouvelle</u> : *j'ai une liste d'affirmations positives que je répète tous les matins et ma vie s'améliore de jour en jour.*

Confectionnez-vous-en une par rapport à vos souhaits profonds et répétez, répétez, répétez jusqu'à ce que ce soit bien ancré en vous

✻ **<u>Maintenant à vous</u>** (notez-le dans votre cahier)

- Qu'avez-vous appris et retenu de ce chapitre ?

- Quelles techniques choisissez-vous de mettre en place dès maintenant dans votre vie ?

- Qu'allez-vous mettre en place comme affirmations positives pour vous maintenant ?

CHAPITRE III - Le verbe créateur et la pensée créatrice

Le verbe est créateur

Le verbe est créateur, c'est-à-dire que les mots que nous utilisons et les pensées que nous entretenons ont le pouvoir de façonner notre réalité. Lorsque nous exprimons nos pensées et nos émotions à travers les mots, nous créons une énergie qui peut influencer nos expériences et nos interactions avec le monde qui nous entoure. C'est pourquoi il est important de choisir nos paroles avec soin et de cultiver des pensées positives, car elles peuvent avoir un impact profond sur notre perception, nos émotions et même nos actions. En comprenant le pouvoir du verbe créateur, nous pouvons être plus conscients de la manière dont nous communiquons avec nous-mêmes et avec les autres, et ainsi contribuer à façonner une réalité plus positive et épanouissante.

La pensée est créatrice

La pensée est créatrice et a un pouvoir profond sur notre vie. Nos pensées façonnent notre réalité et ont un impact direct sur nos émotions, nos actions et nos expériences.

Voici quelques aspects clés de la puissance créatrice de la pensée :

- <u>Création de notre réalité</u> : les pensées que nous entretenons régulièrement se reflètent dans notre vie. Si nous pensons de manière positive et optimiste, nous attirons plus de positivité et d'opportunités dans notre réalité. En revanche, des pensées négatives peuvent engendrer des obstacles et des difficultés.

- Influence sur nos émotions : nos pensées influencent directement nos émotions. Des pensées positives génèrent des sentiments de bonheur, de joie et de confiance, tandis que des pensées négatives peuvent engendrer des émotions telles que la tristesse, la peur ou la colère.
- Impact sur notre comportement : nos pensées conditionnent notre comportement. Si nous croyons en nos capacités et en notre réussite, nous serons plus enclins à entreprendre des actions correctives pour atteindre nos objectifs. À l'inverse, des pensées de doute et de peur peuvent nous limiter dans nos actions.
- Création de nos croyances : nos pensées récurrentes finissent par former nos croyances profondes sur nous-mêmes et le monde qui nous entoure. Ces croyances influencent nos perceptions et nos prises de décisions.
- Pouvoir de la visualisation : la visualisation est une forme de pensée créative puissante. En nous imaginant atteindre nos objectifs, nous programmons notre esprit à travailler en accord avec nos aspirations, ce qui augmente les chances de réussite.

L'Univers semble sourd aux négations

C'est vrai, l'Univers semble répondre davantage aux affirmations positives qu'aux négations. Lorsque nous formulons nos pensées et nos désirs de manière positive, nous envoyons des signaux clairs à l'Univers et créons une énergie alignée avec ce que nous souhaitons attirer. En revanche, les négations peuvent parfois semer la confusion et produire les résultats inverses.

Par exemple, au lieu de dire « Je ne veux plus être malade », il serait plus efficace de dire « Je choisis d'être en bonne santé ». En reformulant nos affirmations de manière positive, nous mettons l'accent sur ce que nous désirons plutôt que sur ce que nous voulons éviter.

Cependant, il est important de noter que la formulation positive garantit que la demande sera entendue correctement, sans réalisation systématique de nos souhaits. Elle crée plutôt un état d'esprit propice à la manifestation de nos désirs, en nous encourageant à agir de manière cohérente avec nos intentions et à saisir les opportunités qui se présentent.

En fin de compte, la manière dont nous formulons nos pensées et nos intentions peut influencer notre perception et nos actions, et peut contribuer à créer une réalité plus alignée avec nos souhaits et nos objectifs.

Demandez ce que vous voulez et oubliez ce que vous ne voulez pas.

✳ <u>Maintenant à vous</u> (notez-le dans votre cahier)

Qu'avez-vous appris et retenu de ce chapitre ?

CHAPITRE IV - Penser et s'affirmer

La pensée positive et l'affirmation de soi sont des outils puissants pour cultiver un état d'esprit positif, renforcer la confiance en soi et favoriser la guérison intérieure.

La pensée positive consiste à diriger consciemment nos pensées vers des aspects positifs et constructifs de la vie. Plutôt que de se laisser submerger par des pensées négatives ou limitantes, nous choisissons de focaliser notre attention sur ce qui est encourageant, inspirant et gratifiant. En adoptant une attitude mentale positive, nous créons un environnement intérieur propice à la croissance personnelle et à la guérison.

Les affirmations de soi sont des déclarations positives que nous nous faisons à nous-mêmes pour renforcer notre estime de soi et notre confiance. Ce sont des phrases affirmatives et encourageantes qui reflètent nos objectifs, nos valeurs et notre potentiel. En répétant régulièrement ces affirmations, nous reprogrammons notre esprit subconscient avec des croyances positives et soutenantes.

<u>Remarque</u> : des affirmations telles que « Je suis digne d'amour et de bonheur » ou « Je fais confiance à ma capacité à surmonter les défis » peuvent aider à transformer nos schémas de pensée et à renforcer notre confiance en nous.

La combinaison de la pensée positive et des affirmations de soi crée un cercle vertueux d'optimisme et de confiance en soi. Plus nous cultivons ces pratiques, plus nous développons une attitude mentale résiliente et constructive. Cela peut avoir un impact profond sur notre bien-être émotionnel, notre santé physique et notre capacité à surmonter les obstacles.

Il est important de souligner que la pensée positive et les affirmations de soi ne sont pas des formules magiques, mais des outils qui nécessitent de la pratique et de la persévérance. En les intégrant dans notre routine quotidienne, nous pouvons créer un espace intérieur où la guérison et la croissance personnelle peuvent s'épanouir.

CHAPITRE V - Le cerveau enregistre le réel et l'imaginaire de la même manière

Le cerveau humain est capable de confondre le réel et l'imaginaire, en activant les mêmes circuits neuronaux. Lorsque nous imaginons quelque chose de manière très vive, notre cerveau active les mêmes zones que si nous vivions réellement cette situation. Cela peut expliquer pourquoi les images mentales, la visualisation ou la méditation peuvent avoir un impact sur notre corps et notre esprit, en nous aidant par exemple à nous relaxer, à réduire notre anxiété, à améliorer notre concentration ou à renforcer notre confiance en nous. Cette capacité du cerveau peut également être utilisée dans le cadre de thérapies comportementales ou cognitives, où l'on demande aux patients de s'imaginer dans des situations anxiogènes pour les aider à mieux les gérer dans la vie réelle.

Cela signifie que lorsque nous imaginons quelque chose, notre cerveau traite cette expérience comme si elle était réelle, et cela peut avoir un impact sur nos émotions et notre comportement. Par exemple, si nous imaginons une situation stressante, notre corps peut réagir de la même manière que s'il était réellement confronté à cette situation.

Autre exemple, si vous imaginez manger un citron, votre cerveau va activer les mêmes zones que si vous étiez en train de manger réellement un citron. Cela montre l'importance de l'imagination et de la visualisation dans notre vie quotidienne et dans la réalisation de nos objectifs.

Remarque : je vous conseille de prendre conscience de vos lectures, films, pensées, etc., et de les modifier en conscience.

✳ Maintenant à vous (notez-le dans votre cahier)

Qu'avez-vous appris et retenu de ce chapitre ?

CHAPITRE VI - La lecture

La lecture nous connecte aussi à l'instant présent.

Ses bienfaits sont nombreux :

La lecture nous inspire. Les histoires de réussite, les parcours de vie des personnages, les témoignages de personnes ayant surmonté des épreuves, tout cela peut nous motiver à persévérer dans nos propres défis et à atteindre nos objectifs.

La lecture nous permet d'explorer notre propre développement personnel. Les livres de développement personnel nous aident à mieux nous connaître, à identifier nos forces et nos faiblesses, et à améliorer nos compétences en communication et en gestion du temps.

Les livres offrent une évasion précieuse de notre réalité quotidienne. Plonger dans un roman captivant ou un livre d'aventure peut nous transporter dans des mondes imaginaires et nous offrir un moment de détente et de divertissement.

La lecture nous permet de voir le monde sous différents angles. En nous exposant à des idées et des points de vue variés, nous élargissons notre compréhension du monde et développons notre empathie envers les autres.

La lecture nourrit notre imagination en nous permettant de visualiser des mondes, des personnages et des scénarios uniques. Cela stimule notre créativité et notre capacité à penser de manière plus expansive.

Et en même temps, pour tirer le meilleur parti de la lecture, il est essentiel de choisir des sujets qui nous intéressent et qui correspondent à nos objectifs d'apprentissage et de croissance personnelle. Prendre le temps de lire régulièrement, que ce soit quotidiennement, hebdomadairement ou mensuellement, peut enrichir notre esprit, élargir notre vision du monde et nous permettre de grandir en tant qu'individus. Que ce soit dans les domaines de la santé, de la psychologie, du développement personnel, de la spiritualité ou de la littérature, la lecture nous ouvre des portes vers de nouvelles perspectives, des connaissances et des possibilités infinies. Alors, plongez dans un livre qui vous intéresse et laissez-vous emporter dans un voyage d'apprentissage et d'inspiration.

Donc lisez, lisez, lisez et incitez vos enfants à lire

La lecture est une excellente façon de découvrir de nouveaux horizons et de mieux comprendre ses propres pensées et émotions. Les livres de développement personnel et les biographies peuvent être particulièrement utiles pour en apprendre davantage sur soi-même.

La lecture peut être un outil précieux pour la guérison, car elle peut fournir des perspectives, des connaissances et des expériences partagées qui peuvent aider à apaiser l'esprit et le cœur. Les livres qui abordent des thèmes tels que la guérison émotionnelle, la psychologie, la spiritualité et la croissance personnelle peuvent être particulièrement utiles pour ceux qui cherchent à guérir des blessures émotionnelles ou à surmonter des défis de la vie.

Certains livres recommandés à rajouter à ceux dont j'ai déjà parlé précédemment pour la guérison incluent :

- *Le pouvoir du moment présent* d'Eckhart Tolle, qui explore l'importance de vivre dans le moment présent pour trouver la paix intérieure.

- *Les 4 accords toltèques* de Don Miguel Ruiz, qui offre un guide pratique pour vivre une vie heureuse et épanouissante

- *Comment développer l'amour de soi* de Louise Hay, qui offre des enseignements sur l'importance de s'aimer et de se respecter soi-même pour une vie heureuse et épanouissante.

Et il y en a bien d'autres… Se conférer en fin d'ouvrage avec des livres « référents » à mes yeux.

Ces livres peuvent offrir des idées, des réflexions et des pratiques qui peuvent aider à guérir et à se développer sur le plan personnel, émotionnel et spirituel.

Remarque : *si vous êtes en burn-out ou épuisé(e), privilégiez des livres plus légers sur le bonheur, c'est par ceux-là que j'ai commencé.* Il est important de trouver les livres qui résonnent en vous et qui vous inspirent pour votre propre parcours de guérison.

✷ **Maintenant à vous** (notez-le dans votre cahier)

- Qu'avez-vous appris et retenu de cette porte ?

- Quels sont les points importants pour vous aujourd'hui ?

- Que choisissez-vous de mettre en place dès maintenant ?

<u>PORTE 15</u>

267

VISUALISER AUTREMENT

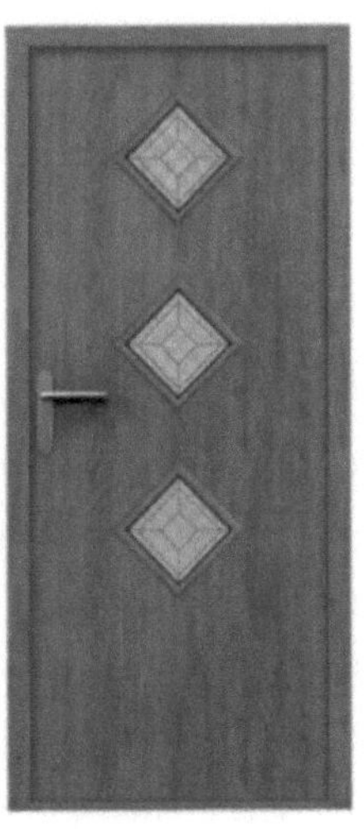

...Invitation à ouvrir...

CHAPITRE I - Le principe du Tao dans la guérison intérieure

Le principe du Tao, issu de la philosophie chinoise, joue un rôle important dans la guérison intérieure. Le Tao est souvent décrit comme la voie ou le flux naturel de l'Univers, qui représente l'harmonie, l'équilibre et l'interconnexion de toutes choses.

Dans le contexte de la guérison intérieure, le principe du Tao invite à adopter certaines attitudes et pratiques :

- <u>Lâcher prise</u> : le Tao enseigne l'importance de lâcher prise sur le contrôle et sur la résistance, et d'**accepter ce qui est.** Cela implique de laisser les choses suivre leur cours naturel sans s'y accrocher ou les forcer.
- <u>Équilibre</u> : le Tao met l'accent sur **l'équilibre entre les forces opposées du yin et du yang**. Dans la guérison intérieure, cela signifie trouver un équilibre entre les différentes facettes de notre être, comme le corps, l'esprit, les émotions et l'énergie.

  Le yin et le yang sont deux forces complémentaires et opposées qui sont présentes dans tout ce qui existe dans l'Univers selon la philosophie chinoise. Le yin représente le féminin, le passif, le sombre, le froid et la terre, tandis que le yang représente le masculin, l'actif, la lumière, la chaleur et le ciel. Ces deux forces sont en constante interaction et changement, créant un équilibre dynamique dans l'Univers. Le concept de yin et yang est souvent utilisé en médecine traditionnelle chinoise pour comprendre les déséquilibres dans le corps et les traiter avec des méthodes telles que l'acupuncture et la diététique.

- <u>Flux naturel</u> : le Tao nous encourage à **suivre le flux naturel de la vie et à nous connecter avec la sagesse**

innée de notre être. Cela implique d'écouter notre intuition, d'être à l'écoute de nos besoins et de prendre des décisions alignées avec notre véritable essence.

- Harmonie avec la nature : le Tao nous invite à **nous harmoniser avec les cycles de la nature**. Passer du temps dans la nature, méditer ou pratiquer des exercices tels que le Tai Chi ou le Qi Gong peut nous aider à nous relier à l'énergie vitale universelle et à favoriser la guérison intérieure.
- Non-résistance : le Tao nous encourage **à abandonner la résistance et à embrasser les changements et les défis de la vie avec souplesse**. Plutôt que de lutter contre ce qui se présente, il s'agit d'adopter une attitude de non-résistance et de faire confiance au processus de guérison.

En pratiquant ces principes du Tao, on peut cultiver une plus grande harmonie intérieure, une guérison profonde et un alignement avec notre véritable essence. Cela peut se traduire par un bien-être physique, émotionnel et spirituel accru.

✳ <u>Maintenant à vous</u> (notez-le dans votre cahier)

Qu'avez-vous appris et retenu de ce chapitre ?

CHAPITRE II - L'incarnation

L'incarnation fait référence au processus par lequel une âme ou un esprit s'engage à vivre une expérience terrestre en prenant forme physique dans un corps humain. C'est le concept selon lequel nous venons sur cette terre avec une intention spécifique et que notre séjour ici est une opportunité d'apprentissage et d'évolution.

Lorsque nous nous incarnons, nous nous connectons à un corps physique et nous nous engageons dans un voyage de croissance, d'expérience et de transformation. C'est à travers cette incarnation que nous avons l'occasion de développer notre conscience, d'explorer nos capacités, de vivre des émotions et de nouer des relations avec les autres.

En nous incarnant, nous apportons également nos dons uniques, nos talents et nos leçons à partager avec le monde. Chacun de nous a une mission et un objectif uniques dans cette vie, et l'incarnation nous donne l'occasion de les découvrir et de les réaliser.

L'incarnation implique également de faire l'expérience des réalités du monde physique, y compris les défis, les épreuves et les limites inhérentes à la condition humaine. C'est une opportunité de faire face à nos propres peurs, blessures et schémas limitants, afin de les guérir et de nous élever vers une plus grande conscience et une plus grande compréhension de nous-mêmes.

En comprenant et en intégrant le concept de l'incarnation dans notre parcours de guérison, nous pouvons prendre conscience de notre nature spirituelle, de notre but et de notre potentiel. Nous pouvons embrasser notre expérience humaine avec gratitude, acceptation et engagement, en utilisant chaque instant comme une opportunité de grandir, d'apprendre et de guérir. L'incarnation nous invite à vivre pleinement et consciemment, en nous reliant à notre essence profonde et en contribuant positivement à l'expérience collective de l'humanité.

L'incarnation peut être considérée comme une aventure de l'âme, où nous explorons les différentes facettes de l'existence humaine et où nous cherchons à nous réaliser pleinement. Cela demande souvent de la patience, de la persévérance et du courage pour surmonter les obstacles et les défis rencontrés sur notre chemin.

Remarque : *comme toutes pensées dans ce livre, la notion d'incarnation me correspond. Il est évident que chacun retiendra ce qui lui semble juste à l'instant présent.*

✱ **Maintenant à vous** (notez-le dans votre cahier)

Qu'avez-vous appris et retenu de ce chapitre ?

CHAPITRE III - Le Yin et le Yang

Le Yin et le Yang sont des concepts fondamentaux de la philosophie chinoise qui représentent deux forces complémentaires et interdépendantes présentes dans l'Univers. Le Yin représente le principe féminin, l'obscurité, le froid, le repos, la réceptivité, la passivité et la souplesse. Le Yang, quant à lui, représente le principe masculin, la lumière, la chaleur, l'activité, la créativité, la force et la fermeté.

Selon la philosophie chinoise, le Yin et le Yang sont en constante interaction et se transforment continuellement l'un en l'autre. Ils sont complémentaires et interdépendants, et aucun ne peut exister sans l'autre. Leur équilibre est essentiel pour maintenir l'harmonie et la santé dans tous les aspects de la vie.

Dans le contexte de la guérison, le Yin et le Yang représentent les forces opposées qui peuvent être présentes en nous. Parfois, nous sommes trop dominés par l'énergie Yang, caractérisée par l'activité excessive, le stress et l'agitation. Dans ces moments, il est important de cultiver l'énergie Yin en pratiquant des activités qui favorisent le calme, la détente et la réceptivité, comme la méditation, le yoga ou la relaxation.

D'autre part, il peut y avoir des moments où nous sommes trop plongés dans l'énergie Yin, caractérisée par la passivité excessive, la léthargie et le manque d'initiative. Dans de tels cas, il est important de cultiver l'énergie Yang en s'engageant dans des activités stimulantes, créatives et en prenant des initiatives pour avancer vers la guérison.

L'objectif est de **trouver un équilibre dynamique entre le Yin et le Yang** (autant l'un que l'autre), en reconnaissant les besoins changeants de notre corps, de notre esprit et de notre âme. Cela implique d'écouter notre intuition, d'observer nos propres énergies et d'ajuster notre mode de vie en conséquence.

En comprenant et en intégrant le concept du Yin et du Yang dans notre parcours de guérison, nous pouvons travailler vers un équilibre holistique et favoriser notre bien-être physique, émotionnel et spirituel. En embrassant ces forces complémentaires, nous ouvrons la voie à une guérison profonde et à une vie épanouissante.

✱ <u>Maintenant à vous</u> (notez-le dans votre cahier)

Qu'avez-vous appris et retenu de ce chapitre ?

<u>CHAPITRE IV - L'alignement Terre/Ciel</u>

Cela fait référence à l'alignement de notre corps avec l'énergie de la terre (la force gravitationnelle, la stabilité, l'ancrage) **et l'énergie du ciel** (l'élévation, la légèreté, l'ouverture).

L'alignement terre/ciel est une notion que l'on retrouve dans plusieurs pratiques spirituelles, comme le yoga, le tai-chi, le qi gong, etc.

Lorsque nous sommes alignés avec ces énergies, nous ressentons un sentiment de calme intérieur, de force et de stabilité, tout en restant ouverts à l'expérience de la vie qui nous entoure.

La souplesse fait également partie de cet alignement, car elle nous permet de nous adapter aux changements de la vie et de nous maintenir en équilibre malgré les obstacles.

<u>Conseil</u> : en pratiquant des exercices tels que la méditation, le yoga ou le qi gong, nous pouvons cultiver cet alignement et développer notre souplesse physique et mentale. Cela peut nous aider à mieux gérer le stress, à améliorer notre santé globale et à être plus à l'aise avec les défis de la vie.

L'alignement Terre/Ciel fait référence à l'harmonie et à l'équilibre entre notre connexion à la Terre, à notre aspect matériel et physique, et notre connexion au Ciel, à notre aspect spirituel et transcendant. **C'est la compréhension et l'intégration de ces deux dimensions qui nous permettent de vivre pleinement et en alignement avec notre être authentique.**

Lorsque nous sommes alignés Terre/Ciel, nous sommes enracinés dans la réalité physique de notre existence tout en étant conscients de notre essence spirituelle. Nous reconnaissons l'importance de prendre soin de notre corps, de nos besoins physiques et émotionnels, tout en cultivant notre connexion à quelque chose de plus grand que nous, à une force supérieure ou à un sens plus profond de l'existence.

Cet alignement nous permet de faire face aux défis de la vie avec résilience et sagesse. Nous sommes capables de trouver un équilibre entre l'action et la contemplation, entre la réceptivité et l'initiative, entre l'adaptation aux circonstances et la réalisation de notre vision.

Les défis de la vie peuvent prendre différentes formes : des épreuves personnelles, des transitions, des pertes, des obstacles, des doutes, des peurs, etc. L'alignement Terre/Ciel nous aide à aborder ces défis de manière holistique et à trouver des réponses appropriées à chaque situation.

En nous connectant à la Terre, nous puisons dans sa force, sa stabilité et sa guérison. Nous cultivons une conscience de notre corps, de notre environnement et des besoins de notre être physique. Cela peut inclure des pratiques d'ancrage, de ressourcement dans la nature, d'exercice physique, de soins de notre alimentation et de notre santé.

En nous connectant au Ciel, nous nous ouvrons à notre dimension spirituelle et à la guidance de notre être intérieur. Nous développons une connexion avec notre sagesse intérieure, notre intuition et notre connexion à quelque chose de plus grand que nous. Cela peut inclure des pratiques de méditation, de contemplation, de prière, de connexion avec notre moi supérieur ou notre source divine.

L'alignement Terre/Ciel nous permet de trouver notre propre voie et de naviguer à travers les défis de la vie avec plus de clarté, de confiance et de sérénité. Il nous rappelle que nous sommes à la fois des êtres terrestres et spirituels, et que notre cheminement de guérison et d'évolution implique d'intégrer et de cultiver ces deux dimensions essentielles de notre être.

En faisant l'expérience de l'alignement Terre/Ciel, nous trouvons un équilibre qui nourrit notre âme, guérit notre corps et nous permet de vivre pleinement et authentiquement. Nous devenons plus conscients de notre véritable potentiel et sommes en mesure de relever les défis de la vie avec grâce et résilience.

✳ **Maintenant à vous** (notez-le dans votre cahier)

- Qu'avez-vous appris et retenu de ce chapitre ?

<u>**CHAPITRE V – Le Feng Shui**</u>

A – Qu'est-ce le Feng Shui ?
Le Feng Shui est un art ancestral chinois qui vise à harmoniser l'énergie environnementale pour favoriser le bien-être et la prospérité dans un espace donné, qu'il s'agisse d'une maison, d'un bureau ou d'un lieu de travail. Le terme « Feng Shui » signifie littéralement « vent et eau » en chinois, ce qui fait référence à la circulation harmonieuse de l'énergie vitale, ou « Qi », dans un environnement.

L'importance du Feng Shui réside dans son rôle de favoriser un alignement harmonieux entre l'homme et son environnement. En ajustant la disposition des meubles, les couleurs, les formes et les éléments décoratifs d'un espace selon les principes du Feng Shui, on cherche à créer un flux d'énergie équilibré et propice à la santé, au bien-être et à la prospérité. Cela peut contribuer à améliorer la qualité de vie des occupants, à favoriser la concentration ainsi que la créativité, et à réduire le stress et les tensions.

En somme, le Feng Shui offre une approche holistique de la conception et de l'aménagement de l'espace, en prenant en compte à la fois les aspects physiques et énergétiques, dans le but de créer un environnement qui soutient et nourrit le bien-être physique, mental et émotionnel de ses occupants.

B - Mon expérience avec le Feng Shui

Même si ce n'est pas le sujet principal de ce livre, le Feng Shui est très important et souvent oublié, car, pour moi, cela fait partie de l'expérience de ma vie qui m'a le plus impactée.

Je suis le Feng Shui depuis mes vingt ans. Je ressens une connexion particulière avec les énergies des lieux et ils me le rendent très bien. Depuis mes vingt-six ans, des tas d'amis me contactaient régulièrement pour modifier leur habitat et j'ai activé cette capacité en moi.

En 2013, j'ai déménagé pour la treizième fois et l'Univers m'a tellement perturbée en m'offrant un habitat qui, avec les meubles que j'avais, m'a déconnectée avec toutes mes relations et m'a aussi poussée à me former sur les différents Feng Shui.

Grâce à la vente de mon canapé bleu (mauvais emplacement par rapport à mon secteur), j'ai pu redresser la situation et racheter pour le même prix un autre canapé approprié, neuf et en plus de cela, comme cadeau, un plaid.

Lorsque j'ai été formée au Feng Shui, je l'ai aussitôt conscientisé et appliqué.

Je suis très vive d'esprit et réactive.

Ce fut radical et transformateur pour moi et j'en suis ravie et reconnaissante.

De plus, j'ai aussitôt transmuté les énergies de mon logement afin d'en faire un logement ancré. Depuis, j'ai réussi à acquérir ma première maison telle que je la souhaitais et, bien sûr, je la réaménage en suivant les principes du Feng Shui.

C - L'ancrage

Rappelons que notre corps est notre véhicule terrestre, comme notre logement est notre intérieur et tout ce qui est à l'intérieur se reproduit à l'extérieur de nous.

L'alignement à la Terre est un processus de connexion profonde avec l'énergie et la présence de la Terre. C'est un état d'ancrage et de connexion à notre essence terrestre, qui nous relie à la nature et à ses cycles, ainsi qu'à notre propre corps physique.

Lorsque nous nous alignons à la Terre, nous sommes conscients de notre présence ici et, maintenant, enracinés dans l'instant présent et connectés à notre corps physique. Cela nous permet de nous sentir solidement ancrés, stables et en équilibre.

Cet alignement nous aide à nous connecter avec la sagesse de la Terre et à nous ouvrir à ses ressources de guérison. Nous pouvons ressentir une profonde connexion avec la nature, en observant et en appréciant sa beauté et sa vitalité.

Nous prenons conscience de notre interdépendance avec l'environnement naturel et développons un profond respect pour la Terre et tous les êtres qui y habitent.

L'alignement à la Terre peut être pratiqué de différentes manières, par exemple la marche consciente, la méditation d'ancrage, le contact direct avec la nature, la pratique du jardinage, la pratique de danse ou de mouvement en plein air, le rituel de gratitude envers la Terre (cf. Portes 9, 11, 12).

L'alignement à la Terre nous rappelle que nous faisons partie d'un système interconnecté et que nous sommes en harmonie avec les forces de la nature. C'est un moyen puissant de renforcer notre équilibre intérieur, notre bien-être et notre guérison.

Dans les défis de la vie, l'alignement à la Terre nous apporte une stabilité émotionnelle et une perspective plus large. Nous sommes mieux équipés pour faire face aux difficultés et aux changements, car nous nous sentons enracinés et soutenus par la force de la Terre. Nous pouvons puiser dans cette connexion pour trouver la résilience et la force nécessaires pour surmonter les obstacles et grandir dans notre cheminement de guérison.

En pratiquant régulièrement l'alignement à la Terre, nous cultivons une profonde conscience de notre interconnexion avec la nature et nous nous alignons avec son énergie de guérison. Cela nous permet d'apporter une plus grande harmonie, équilibre et bien-être dans notre vie quotidienne, et de faire face aux défis avec grâce et résilience.

Et pour moi, l'ancrage qui a le plus impacté ma vie, fut réalisé lors de la transformation de mon habitat par le Feng Shui.

D- Le Feng Shui dans la guérison

Le Feng Shui est un ancien art chinois qui vise à harmoniser l'énergie environnementale pour favoriser le bien-être et l'harmonie. Il peut également jouer un rôle important dans le processus de guérison, en créant un environnement propice à la santé et au rétablissement.

Les principes de base du Feng Shui

- <u>Le Qi</u> : selon le Feng Shui, le Qi est l'énergie vitale présente dans notre environnement. L'objectif est d'optimiser la circulation du Qi pour favoriser la santé et le bien-être dans tous les secteurs de votre vie.
- <u>Le Yin et le Yang</u> : le Feng Shui cherche à équilibrer les polarités Yin et Yang dans l'espace, afin de créer une harmonie énergétique.
- <u>Les cinq éléments</u> : le Feng Shui utilise les cinq éléments (le bois, le feu, la terre, le métal et l'eau) pour équilibrer l'énergie dans votre habitat.

L'application du Feng Shui dans la guérison

- <u>Détoxifier l'espace</u> : le Feng Shui encourage à éliminer le désordre, les objets cassés ou inutiles, afin de créer un environnement sain et harmonieux. Se poser les bonnes questions pour toute chose étant dans notre intérieur (« Est-ce que j'en ai besoin ? » ou « Est-ce que j'en ai envie ? » ou « Est-ce que cela me fait plaisir ? »)

- <u>L'équilibre des éléments</u> : l'utilisation judicieuse des éléments dans un espace peut favoriser un équilibre énergétique propice à la guérison.
- <u>Le positionnement des éléments intérieurs</u> : comme celui du lit par exemple. Le Feng Shui recommande un positionnement optimal du lit pour favoriser un sommeil réparateur et une bonne santé avec le cal-

cul du chiffre Kua, une méthode qui permet de connaître plus précisément les orientations qui nous vont bien. Ainsi, qu'elles soient favorables ou non, on sait comment aménager son antre afin de libérer les énergies, les laisser circuler sans les bloquer.

• <u>La circulation du Qi</u> : le Feng Shui encourage à optimiser la circulation du Qi en veillant à un agencement harmonieux du mobilier et à l'utilisation de couleurs et de matériaux appropriés.

Le Feng Shui peut jouer un rôle significatif dans le processus de guérison en créant un environnement harmonieux, équilibré et propice à la santé et au bien-être. En appliquant les principes de base du Feng Shui et en veillant à l'optimisation de l'énergie environnementale, on peut favoriser la détente, la réduction du stress et la stimulation de l'énergie vitale, contribuant ainsi à la guérison. Le Feng Shui offre également la possibilité de créer un soutien émotionnel et de favoriser un sommeil réparateur, des éléments essentiels pour le processus de guérison.

Il est important de noter que le Feng Shui peut être utilisé en complément pour soutenir le bien-être global. En combinant les approches médicales conventionnelles et/ou thérapies alternatives avec une approche holistique du Feng Shui, on peut créer un environnement qui favorise la guérison physique, émotionnelle et spirituelle.

Il est recommandé de faire appel à un praticien expérimenté en Feng Shui, comme moi si vous le désirez, pour obtenir des conseils personnalisés et adaptés à votre situation. Cela permet d'évaluer votre espace, d'identifier les déséquilibres énergétiques et de proposer des ajustements spécifiques pour soutenir votre processus de guérison.

<u>Conseil</u> : je suis convaincue que le Feng Shui est la base de notre ancrage dans nos sociétés de consommation où nous sommes totalement déconnectés de notre Terre.

Dans notre société de surconsommation, comment peut-on être bien ancré si notre intérieur (logement) n'est pas en harmonie avec la Terre ? J'en ai fait l'expérience.

Certains pensent que, parce qu'ils se sentent bien dans leur logement, ils sont ancrés et cela est faux pour la plupart du temps.

Ils reproduisent tout simplement leur habitat par rapport à leur zone de confort. Or, s'ils ont eu l'habitude d'être « maltraités », consciemment ou inconsciemment par qui que ce soit (famille, société, etc.), ils vont malgré eux reproduire ce même schéma. Ils s'y sentiront bien, car c'est leur « zone de vécu ».

C'est mon don. Je ressens comment transformer l'habitat par rapport à chaque personne afin qu'elle soit ancrée quoiqu'il arrive.

Il existe plusieurs écoles Feng Shui et j'en ai étudié plusieurs. Néanmoins, je choisis d'expérimenter ma méthode, celle des couleurs et des formes, tout en sachant que je vais toujours utiliser un plan cadastre car c'est celle qui semble être la plus ancrée d'après moi et c'est très important en vue des énergies actuelles et à venir.

De nombreuses personnes pour qui j'ai effectué des études l'ont expérimenté également et leur vie en a été transformée. Quelquefois, cela a même été instantané et d'autres fois, cela a été plus long, car un cheminement intérieur est aussi à effectuer. Mais en même temps, vous avez les bases.

Si cela résonne en vous, contactez-moi à MPcoach@outlook.fr si vous portez de l'intérêt pour une étude.

✱ **<u>Maintenant à vous</u>** (notez-le dans votre cahier)

- Qu'avez-vous appris et retenu de ce chapitre ?

- Qu'avez-vous appris et retenu de cette porte ?

<u>PORTE 16</u>

S'AUTORISER

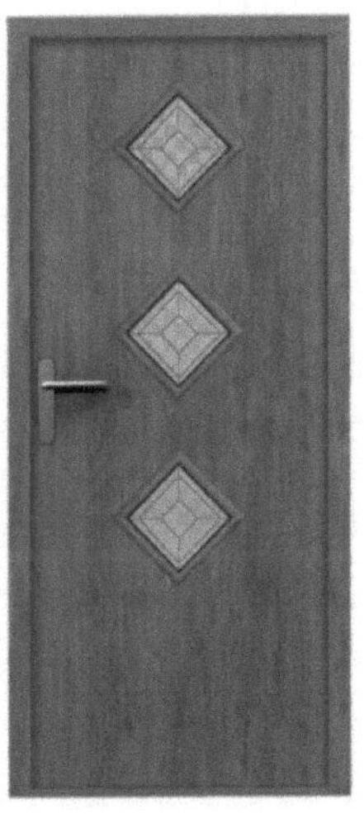

…Invitation à ouvrir…

La confiance, c'est reconnaître que nous avons le pouvoir de façonner notre destinée en utilisant des principes tels que la Loi de l'Attraction, la visualisation créative et la confiance en notre capacité à manifester nos rêves les plus profonds.

CHAPITRE I : Ouvrir les Portes de tous les possibles

C'est embrasser la notion captivante que notre réalité est en grande partie le produit de nos pensées, de nos émotions et de nos intentions. Cela commence par comprendre que nos pensées sont comme des graines plantées dans le sol fertile de l'Univers. Plus nous cultivons des pensées positives, des aspirations élevées et des désirs ardents, plus nous nourrissons ces graines pour qu'elles grandissent et prospèrent.

En focalisant notre attention sur ce que nous souhaitons plutôt que sur ce que nous redoutons, nous ouvrons les portes à un flot d'opportunités et de synchronicités.

L'ouverture aux possibilités implique également d'être attentif aux signes subtils de l'Univers. Cela peut être une coïncidence remarquable, un conseil inattendu d'un ami ou même une intuition profonde. Savoir décoder ces signes nous guide vers les choix et les actions qui nous rapprochent de nos objectifs.

La confiance en soi joue un rôle essentiel dans l'ouverture des portes de tous les possibles. Lorsque nous croyons en notre propre capacité à réaliser nos rêves, nous émettons une énergie positive qui attire des circonstances favorables à notre vie. Cette confiance nous pousse à surmonter les défis avec résilience et à persévérer même lorsque les obstacles semblent insurmontables.

Le lâcher-prise est un autre élément clé de l'ouverture aux possibilités. Cela signifie relâcher notre emprise sur les résultats spécifiques et faire confiance au processus. Parfois, ce que nous désirons le plus peut se manifester d'une manière différente et encore plus merveilleuse que ce que nous avions imaginé.

En ouvrant les portes de tous les possibles, nous choisissons d'adopter une perspective positive et proactive envers la vie. Nous reconnaissons que chaque moment est une opportunité de croissance, d'apprentissage et de création. En libérant nos doutes et nos peurs, nous nous ouvrons à un vaste champ d'expériences enrichissantes et d'accomplissements épanouissants.

Ainsi, en embrassant cette idée inspirante, nous nous engageons dans un voyage de découverte de nous-mêmes et de notre potentiel infini. Nous choisissons de danser avec les étoiles, de saisir les opportunités et de créer une réalité qui résonne avec notre cœur et notre âme. Ouvrir les portes de tous les possibles, c'est accepter l'invitation de la vie à participer pleinement à son merveilleux spectacle.

✳ **<u>Maintenant à vous</u>** (notez-le dans votre cahier)

Qu'avez-vous appris et retenu de ce chapitre ?

CHAPITRE II - <u>Faire confiance</u>

C'est un élément essentiel pour notre bien-être et notre épanouissement.

Voici quelques points clés sur la confiance.

A - <u>La confiance en soi</u>

La confiance en soi est la croyance en ses propres capacités, en sa valeur et en sa compétence. Elle est construite au fil du temps par l'expérience, les succès et les défis surmontés. **Pour renforcer la confiance en soi, il est important de se fixer des objectifs réalistes, de reconnaître ses forces et ses réalisations, et de cultiver une attitude positive envers soi-même C'est la clé de la réalisation.**

✴ <u>Maintenant à vous</u> (notez-le dans votre cahier)

- Listez toutes vos valeurs et vos compétences.

B - <u>La confiance en autrui</u>

C'est la croyance en la fiabilité, l'intégrité et les bonnes intentions de l'autre. Elle est construite à travers des relations positives, des expériences de soutien et des interactions honnêtes. **Pour développer la confiance en autrui, il est important de choisir des relations saines, de communiquer ouvertement et de respecter les limites de chacun.**

✴ <u>Maintenant à vous</u> (notez-le dans votre cahier)

- Listez toutes les fois où vous avez pu faire confiance à autrui.

- Faites un point sur vos relations, vous portent-elles vers le haut ou non ?
- En conscience : quelle action nouvelle choisissez-vous de mettre en place dans votre vie et à partir de quand ?

C - <u>La confiance en la vie</u>

C'est la croyance en la bienveillance de l'Univers et en la capacité de faire face aux défis et aux changements. Elle implique de lâcher prise du besoin de tout contrôler et de faire confiance au processus de la vie. **Pour renforcer la confiance en la vie, il peut être utile de pratiquer la gratitude, de cultiver la résilience face aux difficultés et d'adopter une attitude optimiste.**

✳ <u>Maintenant à vous</u> (notez-le dans votre cahier)

Listez toutes les fois où vous avez pu avoir confiance en la vie.

D - <u>La confiance en vos choix</u>

Cela consiste à avoir foi en vos décisions et à vous sentir en alignement avec vos valeurs et vos aspirations. Elle nécessite une écoute attentive de votre intuition, une réflexion consciente et une prise de décision basée sur ce qui est authentique pour vous. **Pour renforcer la confiance en vos choix, il est important de vous connaître, de vous connecter à vos besoins et de prendre des décisions en accord avec ceux-ci.**

✱ <u>**Maintenant à vous**</u> (notez-le dans votre cahier)

Listez toutes les fois où vous avez pu faire confiance en vos choix.

E - <u>La confiance envers le processus</u>

La vie est souvent remplie d'incertitudes et de changements. Avoir confiance dans le processus signifie croire que tout se déroule comme il se doit, même si cela ne correspond pas toujours à nos attentes ou à nos plans. **Cela implique d'accepter les hauts et les bas de la vie, de faire preuve de patience et de se rappeler que chaque expérience offre une opportunité d'apprentissage et de croissance.**

✱ <u>**Maintenant à vous**</u> (notez-le dans votre cahier)

Listez toutes les fois où vous avez pu avoir confiance envers le processus.

F- <u>La confiance envers les autres</u>

La confiance envers les autres est **la capacité à se sentir en sécurité et à se fier aux autres (multiplicité).** Cela nécessite d'établir des relations saines et d'établir des limites appropriées. Il est important d'être sélectif quant à ceux à qui nous accordons notre confiance et de nous écouter attentivement si des signes de violation de confiance se manifestent.

✱ <u>**Maintenant à vous**</u> (notez-le dans votre cahier)

Listez toutes les fois où vous avez pu faire confiance envers les autres.

G - <u>La confiance envers le processus de guérison</u>

Lorsque nous sommes confrontés à des défis ou à des traumatismes, il est essentiel d'avoir confiance dans le processus de guérison. Cela peut impliquer de rechercher un soutien professionnel, de se permettre d'être vulnérable et d'accepter que la guérison peut prendre du temps.

Avoir confiance dans le processus de guérison signifie **croire en notre capacité innée à guérir et à retrouver un état de bien-être.** Cela implique de faire preuve de patience, de persévérance et d'ouverture à différentes approches thérapeutiques. Il est important de **se rappeler que chaque parcours de guérison est unique, chaque individu différent, d'où des solutions multiples.**

✳ <u>Maintenant à vous</u> (notez-le dans votre cahier)

- Listez toutes les fois où vous avez pu faire confiance envers le processus de guérison (cela peut être une coupure qui s'est guérie, une fracture ou autre).
- Quelle nouvelle action décidez-vous de mettre en place ?
- Et à partir de quand ?

<u>Conseils</u> : pour renforcer la confiance

- <u>Éduquez-vous</u> : informez-vous sur votre condition ou sur les méthodes de guérison qui vous intéressent. Comprenez les principes sous-jacents, les bénéfices potentiels et les éventuels risques. Plus vous en saurez, plus vous serez en mesure de prendre des décisions éclairées et de faire confiance au processus. Formez-vous si besoin

- <u>Entourez-vous de professionnels compétents</u> : faites appel à des professionnels de la santé qualifiés et expérimentés dans le domaine de votre condition ou de votre choix thérapeutique. Avoir confiance en leur expertise et en leur capacité à vous guider peut vous aider à vous sentir en sécurité et soutenu dans votre parcours de guérison. Et en même temps, ayez confiance en votre pouvoir intérieur d'auto-guérison et croyez en vous.
- <u>Pratiquez l'auto-observation</u> : apprenez à écouter votre corps, vos émotions et vos intuitions. Soyez attentif aux signaux que vous envoie votre être intérieur. Cela vous permettra de mieux comprendre vos besoins et de faire des choix éclairés dans votre processus de guérison.
- <u>Cultivez la patience et la persévérance</u> : la guérison peut prendre du temps et il peut y avoir des hauts et des bas en cours de route. Soyez patient avec vous-même et acceptez que la guérison soit un processus progressif. Restez motivé et persévérez dans vos efforts, même lorsque les résultats ne sont pas immédiatement visibles.
- <u>Faites preuve d'ouverture</u> : explorez différentes approches de guérison et soyez ouvert à de nouvelles idées et expériences. Il peut être bénéfique d'essayer des méthodes complémentaires ou alternatives qui peuvent soutenir votre processus de guérison.
- <u>Entourez-vous de soutien</u> : avoir un réseau de soutien solide peut renforcer votre confiance dans le processus de guérison. Cherchez le soutien de vos proches, rejoignez des groupes de soutien ou consultez des thérapeutes qui peuvent vous accompagner tout au long de votre parcours.
- <u>Pratiquez l'auto-compassion</u> : soyez bienveillant envers vous-même et évitez de vous juger. La guérison peut être un chemin émotionnellement difficile, et il est important de

vous accorder de la compassion et de la gentillesse en cours de route.

En cultivant la confiance dans le processus de guérison, vous pourrez aborder votre parcours avec optimisme, détermination et ouverture, ce qui peut favoriser des résultats positifs et une meilleure qualité de vie.

✳ <u>Maintenant à vous</u> (notez-le dans votre cahier)

Qu'avez-vous appris et retenu de ce chapitre ?

<u>CHAPITRE III - Lâcher prise</u>

Le lâcher prise est un état d'esprit qui consiste à accepter les choses telles qu'elles sont et à lâcher prise du besoin de tout contrôler. Dans le contexte de la guérison, le lâcher prise peut avoir un impact important en permettant de se libérer du stress, de l'anxiété et de la résistance mentale qui peuvent entraver le processus de guérison.

Le lâcher prise peut aider à développer une attitude de confiance, de détachement et de bienveillance envers soi-même et les autres. Cela peut également aider à ouvrir des portes à de nouvelles possibilités et à des solutions créatives.

Le lâcher prise permet à ce que nos demandes se réalisent. Il nous apprend en plus la patience car en physique quantique, l'espace-temps n'existe pas.

A - <u>Sa raison d'être</u>

Le lâcher-prise est une clé puissante pour permettre la guérison, un acte de confiance et d'abandon conscient envers le flux naturel de la vie. Cela revient à relâcher notre saisie sur les choses que nous ne pouvons pas contrôler, à libérer les fardeaux émotionnels et mentaux qui entravent notre bien-être, et à ouvrir notre cœur à la possibilité de guérison profonde.

- Lorsque nous nous accrochons fermement à nos souffrances passées, à nos regrets ou à nos attentes rigides, nous créons des résistances qui peuvent bloquer le processus de guérison.

  Le lâcher-prise implique de reconnaître que certaines choses ne sont plus en notre pouvoir et de permettre à l'Univers de travailler en notre faveur.

- Cela ne signifie pas abandonner l'espoir ou cesser d'agir pour notre bien-être, mais plutôt relâcher notre emprise émotionnelle sur les résultats.

  C'est une invitation à se libérer du besoin de tout contrôler et de se permettre d'être guidé par les courants naturels de transformation.

- Le lâcher-prise nous aide à relâcher les émotions négatives qui peuvent être liées à nos expériences passées, comme la colère, la culpabilité ou la tristesse.

  En laissant aller ces émotions, nous créons de l'espace pour de nouvelles énergies positives et pour la guérison de notre esprit et de notre cœur.

- Lâcher prise ne signifie pas non plus ignorer nos émotions ou les refouler. Au contraire, c'est une invitation à les ressentir pleinement, à les honorer et à les libérer à leur propre rythme.

   C'est une pratique de compassion envers nous-mêmes et envers notre processus de guérison.

- Cela peut être difficile, car le lâcher-prise peut parfois être interprété à tort comme une faiblesse ou un abandon.

   C'est en réalité un acte courageux qui nous permet de nous aligner avec le flux naturel de la vie et de permettre à la guérison de se manifester de manière organique.

Pour résumer, le lâcher-prise est :

- Un cadeau que nous nous offrons pour permettre la guérison.

- Une ouverture à la possibilité de laisser derrière nous nos fardeaux passés, de transformer notre douleur en sagesse et de laisser la lumière de la guérison briller dans nos vies.

- Une invitation à embrasser la paix intérieure et à permettre à notre être tout entier de s'épanouir dans un état de bien-être et de plénitude.

B - <u>Méthodes</u>

Il existe plusieurs méthodes pour pratiquer le lâcher prise, telles que la méditation, la respiration consciente, l'écriture libre, la pratique de la gratitude et l'acceptation de ce qui est.

En pratiquant régulièrement le lâcher prise, il est possible de développer une capacité à s'adapter plus facilement aux changements et aux défis de la vie, ce qui peut contribuer à améliorer la qualité de vie globale et le processus de guérison.

Lâcher le passé et être dans le moment présent

Lâcher le passé et être dans le moment présent est une pratique importante pour notre bien-être mental et émotionnel.

Voici quelques points clés sur cette notion :

- <u>Prendre conscience du passé</u> : il est essentiel de prendre conscience de notre attachement au passé et de reconnaître comment cela peut affecter notre vie présente. Cela peut inclure des regrets, des ressentiments, des blessures émotionnelles ou des schémas de pensée négatifs liés à des expériences passées.
- <u>Pratiquer le pardon</u> : le pardon, envers soi-même et envers les autres, est un moyen puissant de lâcher prise du passé. Cela ne signifie pas oublier ou justifier les actions passées, mais plutôt libérer l'attachement émotionnel négatif qui peut nous retenir.
- <u>Cultiver la pleine conscience</u> : la pleine conscience consiste à porter une attention bienveillante au moment présent, sans jugement ni attachement aux pensées, émotions ou sensations. Cela nous aide à nous libérer des ruminations passées et à nous engager pleinement dans le moment présent.
- <u>Pratiquer la gratitude</u> : la gratitude nous aide à nous concentrer sur les aspects positifs de notre vie actuelle plutôt que de rester accrochés aux souvenirs négatifs du passé. Prendre le temps de reconnaître et d'apprécier les choses simples peut nous aider à nous sentir plus connectés au moment présent.

- <u>Se centrer sur l'action</u> : se concentrer sur les actions que nous pouvons entreprendre dans le présent pour créer le changement que nous souhaitons dans notre vie peut être une approche efficace pour lâcher prise du passé. Au lieu de rester pris dans les regrets ou les "si seulement", nous pouvons nous concentrer sur les étapes concrètes que nous pouvons prendre dès maintenant.
- <u>Pratiquer la méditation</u> : la méditation est un outil puissant pour développer notre capacité à être présents et à lâcher prise du passé. Des techniques telles que la méditation de pleine conscience ou la méditation guidée peuvent nous aider à développer une plus grande conscience de nos pensées et à cultiver la paix intérieure.
- <u>Travailler avec un professionnel</u> : parfois, lâcher le passé peut être un processus complexe qui nécessite un soutien supplémentaire. Travailler avec un thérapeute, un coach ou un professionnel de la santé mentale peut offrir un espace sécurisé pour explorer les émotions et les schémas de pensée liés au passé, ainsi que des outils et des stratégies pour avancer.

Il est important de se rappeler que lâcher le passé et être dans le moment présent est un voyage personnel qui peut prendre du temps et nécessiter une pratique régulière. Cependant, en faisant ce travail, nous pouvons trouver une plus grande paix intérieure, une plus grande clarté mentale et une plus grande capacité à vivre pleinement chaque instant de notre vie.

❋ <u>**Maintenant à vous**</u> (notez-le dans votre cahier)

- Qu'avez-vous appris et retenu de ce chapitre ?

- Quels points sont importants pour vous aujourd'hui ?

- Qu'avez-vous appris et retenu de cette porte ?

PORTE 17

CULTIVER UN MENTAL POSITIF

…Invitation à ouvrir…

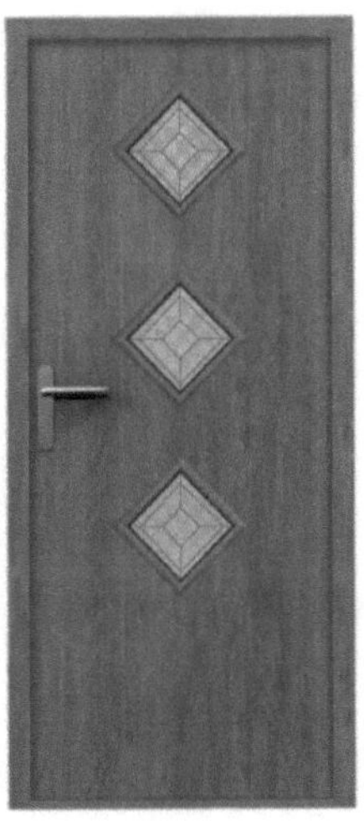

Il me plaît à répéter l'une de mes propres citations personnelles :

« *La vie est un délicieux cadeau précieux, profitons-en* », de Martine Perrin.

Se focaliser sur quelque chose peut avoir un impact sur notre énergie et notre état d'esprit.

CHAPITRE I - Le positivisme

Lorsque nous nous concentrons sur des choses positives, cela peut renforcer notre motivation et notre confiance en nous, nous permettant de faire face aux défis de manière plus efficace.

D'autre part, lorsque nous nous concentrons sur des choses négatives, cela peut nous amener à nous sentir découragés et démotivés, ce qui peut nuire à notre bien-être mental et physique.

En termes de guérison, se focaliser sur des pensées et des émotions positives peut aider à renforcer notre système immunitaire et notre capacité à faire face à la maladie. En nous concentrant sur la guérison et la récupération plutôt que sur la maladie elle-même, nous pouvons créer un environnement intérieur propice à la guérison.

Il est important de noter que se concentrer sur des choses positives ne signifie pas ignorer les problèmes ou les difficultés auxquels nous sommes confrontés. Cela signifie simplement que **nous choisissons de nous concentrer sur les solutions** plutôt que sur les problèmes. En développant une attitude positive et en nous concentrant sur les aspects positifs de la vie, nous pouvons créer un cercle vertueux qui renforce notre bien-être mental et physique.

Garder un mental positif

Garder un mental positif consiste à cultiver une attitude mentale qui privilégie les pensées et les émotions positives. Cela peut inclure la pratique de la gratitude, l'affirmation de soi, la visualisation positive, la méditation, la pratique régulière d'une activité physique et la mise en place d'un environnement positif.

La gratitude consiste à se concentrer sur les aspects positifs de sa vie et à exprimer de la reconnaissance pour ceux-ci. Cela peut être fait en tenant un journal de gratitude ou en prenant simplement quelques instants chaque jour pour réfléchir sur les aspects positifs de sa vie.

L'affirmation de soi consiste à se concentrer sur ses forces et ses qualités personnelles plutôt que sur ses faiblesses. Cela peut être fait en identifiant ses objectifs, en développant une image de soi positive et en prenant des mesures concrètes pour atteindre ses objectifs.

La visualisation positive consiste à imaginer des résultats positifs dans sa vie, sur la Terre ou dans l'Univers en utilisant des images mentales claires et détaillées. Cela peut aider à se concentrer sur les résultats souhaités plutôt que sur les obstacles potentiels.

Rappel : personne ne change l'autre, nous sommes les seuls à pouvoir nous guérir.

✳ Maintenant à vous (notez-le dans votre cahier)

Qu'avez-vous appris et retenu de ce chapitre ?

<u>CHAPITRE II - L'observation de soi et la maîtrise de ses pensées</u>

L'observation de soi et la maîtrise de ses pensées sont des pratiques essentielles dans le processus de guérison intérieure. Cela consiste à prendre conscience de nos pensées, émotions et comportements, sans jugement, et à cultiver une plus grande conscience de notre être intérieur.

L'observation de soi implique de se regarder avec honnêteté et bienveillance, en reconnaissant nos forces et nos faiblesses. C'est une invitation à se connaître plus profondément, à explorer nos schémas de pensées et émotions récurrents, ainsi que nos réactions face aux situations de la vie.

En observant nos pensées, nous prenons conscience du dialogue intérieur qui se déroule en nous. Il est fréquent que nos pensées soient teintées de jugements, de critiques ou de croyances limitantes envers nous-mêmes. **La maîtrise de ses pensées consiste à identifier les pensées négatives et à les transformer en pensées positives et constructives.**

Pour maîtriser ses pensées, quelques étapes à suivre :

1. <u>Prendre conscience de ses pensées</u> : soyez attentif à vos pensées tout au long de la journée. Prenez du recul et observez les pensées qui traversent votre esprit sans les juger.

2. <u>Identifier les pensées négatives</u> : repérez les pensées négatives ou autodestructrices qui peuvent vous limiter dans votre guérison. Cela peut être des pensées d'autodépréciation, de peur de l'échec, de doute en soi, etc.

3. <u>Remplacer les pensées négatives</u> : une fois que vous avez identifié les pensées négatives, essayez de les remplacer par des pensées positives et bienveillantes. Par exemple, si vous avez une pensée du type « je ne suis pas assez bon », remplacez-la par « je suis digne d'amour et de guérison ».

4. <u>Pratiquer l'affirmation de soi</u> : utilisez des affirmations positives pour renforcer votre estime de soi et votre confiance en votre capacité à guérir. Répétez des phrases positives chaque jour pour vous encourager.

5. <u>Se pardonner</u> : soyez doux avec vous-même et pardonnez-vous pour les erreurs passées. Acceptez que nous sommes tous humains et que nous faisons tous des erreurs. Le pardon de soi est un acte libérateur qui permet de se libérer du fardeau du passé.

6. <u>La pleine conscience</u> : pratiquez la pleine conscience pour être pleinement présent dans le moment présent. Cela vous aide à vous détacher des pensées négatives qui peuvent vous enfermer dans le passé ou vous inquiéter pour l'avenir.

En maîtrisant vos pensées et en cultivant une observation bienveillante de vous-même, vous vous donnez la possibilité de transformer vos schémas de pensées et d'émotions limitantes. Vous libérez ainsi de l'espace pour accueillir des pensées positives, des émotions apaisantes et des expériences de guérison profonde. La maîtrise de soi et la pleine conscience sont des outils puissants pour développer une guérison intérieure durable et élever votre vibration vers un état de bien-être et d'épanouissement.

<u>**Conseil : tenir un journal intime**</u>

« La journalisation » est une pratique d'écriture qui consiste à tenir un journal intime pour documenter ses pensées, ses émotions, ses expériences et ses réflexions (terme anglicisme équivalent à « quotidienneté »). Cette pratique peut aider à la guérison en offrant un espace pour traiter les émotions, explorer des problèmes sous-jacents et clarifier les pensées.

Voici quelques façons dont la journalisation peut aider à la guérison :

1. <u>Traiter les émotions</u> : la journalisation peut être un moyen efficace de traiter les émotions, en particulier les émotions difficiles telles que la colère, la tristesse ou l'anxiété. En écrivant ses émotions, on peut se sentir plus capable de les comprendre, de les accepter et de les gérer.

2. <u>Explorer des problèmes sous-jacents</u> : la journalisation peut aider à explorer les problèmes sous-jacents qui peuvent causer des problèmes de santé mentale ou physique. En écrivant sur les expériences passées, les comportements et les relations, on peut identifier des schémas ou des thèmes récurrents qui peuvent aider à comprendre les problèmes actuels.

3. <u>Clarifier les pensées</u> : la journalisation peut aider à clarifier les pensées et les idées, en particulier lorsqu'on est confronté à des décisions difficiles ou à des dilemmes personnels. En écrivant sur les options et les conséquences potentielles, on peut se sentir plus capable de prendre des décisions éclairées.

4. <u>Suivre les progrès</u> : la journalisation peut être un moyen efficace de suivre les progrès et de célébrer les réussites. En écrivant sur les défis surmontés et les objectifs

atteints, on peut renforcer sa confiance en soi et sa motivation pour continuer à travailler sur sa guérison.

Pour commencer à journaliser, il suffit d'acheter un cahier ou d'utiliser un outil en ligne, et de prendre quelques minutes chaque jour pour écrire sur ses pensées, ses émotions et ses expériences. Il est important de se rappeler que la journalisation est un processus personnel et privé, et qu'il n'y a pas de bonnes ou de mauvaises façons de le faire.

✻<u>Maintenant à vous</u> (notez-le dans votre cahier)

Qu'avez-vous appris et retenu de ce chapitre ?

Que choisissez-vous de mettre en place comme actions nouvelles ?

<u>CHAPITRE III - La Loi de l'Attraction et le pouvoir du désir ardent</u>

La Loi de l'Attraction est comme une force magnétique invisible qui interagit avec vos pensées, vos émotions et vos actions pour créer votre réalité. Elle repose sur l'idée que les énergies similaires s'attirent, ce qui signifie que ce sur quoi vous vous concentrez et ce que vous ressentez le plus fort tend à se manifester dans votre vie.

Le pouvoir du désir ardent est l'une des facettes les plus puissantes de la Loi de l'Attraction. Cela implique d'avoir un désir profond et passionné pour quelque chose que vous souhaitez réaliser. Voici comment cela fonctionne :

- Clarté et focus : pour que la Loi de l'Attraction fonctionne efficacement, vous devez avoir une idée claire de ce que vous voulez. Le désir ardent exige une concentration intense sur cet objectif.
- Émotion et sentiment : le désir ardent est accompagné d'une émotion profonde et sincère. Plus vous ressentez intensément le désir, plus vous émettez une vibration émotionnelle puissante.
- Visualisation créative : imaginez-vous déjà en train d'atteindre votre objectif. Visualisez-le avec des détails vivants et ressentez les émotions positives associées à sa réalisation.
- Affirmations positives : utilisez des affirmations positives pour renforcer votre croyance en la réalisation de votre désir. Répétez-les régulièrement pour ancrer ces pensées positives dans votre esprit.
- Action inspirée : la Loi de l'Attraction ne consiste pas seulement à attendre que les choses se manifestent. Vous devez également prendre des mesures alignées avec votre désir. Ces actions doivent être inspirées et venir de votre cœur.
- Lâcher-prise : une fois que vous avez fait tout ce que vous pouvez, lâchez prise et faites confiance à l'Univers pour vous guider. L'obsession ou l'anxiété peuvent bloquer le processus.
- Gratitude : soyez reconnaissant pour ce que vous avez déjà et pour ce que vous êtes en train de manifester. La gratitude renforce l'énergie positive et attire davantage de choses positives dans votre vie.

Il est important de noter que la Loi de l'Attraction ne garantit pas automatiquement que chaque désir sera exaucé. Cependant, en cultivant un désir ardent, en émettant des émotions positives et en prenant des mesures alignées, vous augmentez considérablement vos chances de réaliser vos objectifs et de créer la réalité que vous souhaitez. C'est un processus qui demande de la patience, de la persévérance et de la confiance en soi.

✳ **<u>Maintenant à vous</u>** (notez-le dans votre cahier)

Qu'avez-vous appris de ce chapitre ?

<u>CHAPITRE IV - La foi ou la confiance en l'inconnu</u>

La foi et la confiance en l'inconnu sont comme des guides lumineux sur notre chemin de guérison. Elles sont le carburant qui alimente notre courage et notre résilience lorsque nous traversons des moments incertains.

La foi est une croyance profonde et personnelle en quelque chose de supérieur ou de spirituel, c'est croire en une force bienveillante qui veille sur nous et nous guide même lorsque les choses semblent floues. Elle peut être religieuse ou non religieuse et peut être pratiquée de différentes manières. La foi peut être source de réconfort, d'espoir et de courage pour certaines personnes, en particulier en période de difficultés ou de stress. Elle peut également être un moyen de trouver un sens à la vie et de développer une relation avec quelque chose de plus grand que soi. Pour certains, la foi peut être une source d'inspiration pour se dépasser et atteindre ses objectifs, tandis que pour d'autres, elle peut être un moyen de cultiver la gratitude et la compassion envers les autres.

C'est cette croyance profonde qui nous permet de trouver du réconfort dans les moments sombres et de garder espoir lorsque nous faisons face à des défis.

Avoir la foi dans le processus de guérison intérieure, c'est comme semer une graine dans le sol et croire fermement qu'elle finira par germer, grandir et fleurir. C'est croire que chaque étape que nous prenons, chaque effort que nous faisons, est une partie essentielle de notre voyage vers la guérison.

La confiance en l'inconnu, quant à elle, **est l'art de danser avec l'avenir sans craindre les pas incertains.** C'est se laisser porter par les courants de la vie tout en sachant que chaque virage, même s'il est inattendu, nous réserve une opportunité d'apprendre et de grandir.

C'est comme fermer les yeux, tendre les bras et sauter dans le vide, sachant que même si nous ne savons pas où nous atterrirons, nous aurons la force et la capacité de nous relever et de continuer. C'est se permettre de se perdre pour mieux se retrouver, d'abandonner nos peurs pour embrasser les miracles que l'Univers a en réserve pour nous.

Cultiver la foi et la confiance en l'inconnu nécessite de la pratique et de la patience. Cela peut signifier méditer pour se connecter à notre sagesse intérieure, observer les synchronicités qui se présentent dans notre vie, ou simplement prendre une profonde respiration et choisir de croire que tout se déroulera comme il se doit.

Lorsque nous vivons avec foi et confiance, nous libérons le fardeau du doute et de l'anxiété. Nous ouvrons notre cœur aux miracles et aux possibilités infinies qui nous entourent. Nous apprenons à embrasser chaque moment avec gratitude, sachant que même lorsque nous ne pouvons pas voir le chemin devant nous, nous sommes toujours guidés vers la lumière.

Alors, que vous marchiez sur un chemin de guérison intérieure ou que vous fassiez face à des choix inconnus, rappelez-vous que **la foi et la confiance sont vos alliées les plus précieuses**. Elles vous porteront avec douceur à travers les eaux troubles et vous guideront vers des rivages de paix et de transformation.

Personnellement, lorsque quelque chose que j'espérais très fort ne se fait pas, je reste en paix car je suis dorénavant convaincue que c'est parce que quelque chose d'encore mieux va m'arriver… Et ça arrive toujours.

✳ <u>Maintenant à vous</u> (notez-le dans votre cahier)

Qu'avez-vous appris et retenu de ce chapitre ?

CHAPITRE V - La transformation de la peur en opportunité

La transformation de la peur en opportunité est une véritable **alchimie de l'esprit et du cœur,** une métamorphose intérieure qui nous permet de transcender nos craintes les plus profondes et de les convertir en autant de marches vers notre épanouissement.

La peur, cette émotion parfois paralysante, peut nous retenir dans des schémas de pensée négatifs et nous empêcher de vivre pleinement. Mais en changeant notre perspective, nous pouvons faire de la peur un catalyseur puissant pour la croissance personnelle.

Imaginez la peur comme un sombre tunnel. Plutôt que de rester figé dans l'obscurité, osez avancer. Utilisez la peur comme une boussole, pointant vers les domaines où vous avez le plus besoin de grandir. Plongez dans vos craintes avec courage, en explorant leurs racines et en comprenant comment elles ont façonné votre parcours. La peur souvent est liée à l'inconnu, à ce que nous ne comprenons pas ou ne pouvons pas contrôler. C'est là que l'opportunité entre en jeu. Chaque situation effrayante est une chance de développer votre résilience et votre adaptabilité. Elle peut vous montrer que vous êtes plus fort que vous ne le croyiez.

Lorsque la peur se présente, prenez un moment pour vous connecter à votre respiration. Sentez-la circuler dans votre corps, apportant la vie et la calme. Prenez conscience de la peur, sans jugement ni résistance. Identifiez ce qui vous effraie et demandez-vous comment vous pourriez réagir différemment.

Conseil : envisagez la peur comme un signal, un signe qu'il y a quelque chose de précieux à découvrir. Posez-vous des questions comme : qu'est-ce que cette peur tente de me dire ?

Quelle leçon puis-je en tirer ? Comment pourrais-je grandir à travers cette expérience ?

Lorsque vous commencez à percevoir la peur comme une opportunité de croissance, elle perd de son emprise sur vous. Vous réalisez que derrière chaque peur se cache une chance de devenir une version plus audacieuse et épanouie de vous-même.

Transformez la peur en une source d'inspiration. Utilisez-la pour explorer de nouveaux horizons, pour sortir de votre zone de confort et pour embrasser l'inconnu avec curiosité. Et à mesure que vous vous engagez dans ce processus, vous découvrirez que la peur peut devenir le carburant de votre évolution, vous propulsant vers des sommets que vous n'auriez jamais imaginés possibles.

✳ **<u>Maintenant à vous</u>** (notez-le dans votre cahier)

Qu'avez-vous appris et retenu de ce chapitre ?

<u>CHAPITRE VI - Être attentif aux signes de l'Univers et savoir les décoder</u>

Être attentif aux signes de l'Univers et savoir les décoder, c'est comme apprendre à écouter la conversation subtile entre vous et le monde qui vous entoure. Les signes peuvent être de petites synchronicités, des événements qui semblent coïncider de manière significative, ou même des messages subtils reçus à travers des rêves, des intuitions ou des rencontres fortuites.

Cela nécessite une ouverture d'esprit et une conscience accrue. Voici comment vous pouvez aborder cela :

1. <u>Soyez réceptif</u> : soyez ouvert à recevoir des messages de l'Univers. Cela signifie être attentif à votre environnement, à vos pensées et à vos émotions.

2. <u>Observez les répétitions</u> : si vous remarquez un motif ou une répétition de quelque chose (comme des chiffres, des mots, des symboles), cela pourrait être un signe.

3. <u>Faites confiance à votre intuition</u> : écoutez votre instinct. Si quelque chose vous semble important, même si cela semble irrationnel, cela peut être un signe.

4. <u>Notez dans un cahier</u> : tenir un journal de vos expériences et de tout ce qui vous semble significatif peut vous aider à voir des schémas ou des connexions.

5. <u>Apprenez les symboles</u> : les cultures et les traditions ont souvent des symboles spécifiques qui portent des significations profondes. Apprenez-en davantage sur ceux qui résonnent avec vous.

6. <u>Méditez et réfléchissez</u> : la méditation et la contemplation peuvent vous aider à calmer votre esprit et à être plus à l'écoute des signes subtils.

7. <u>Demandez des réponses</u> : si vous cherchez des réponses à une question spécifique, formulez une intention claire et demandez des signes à l'Univers.

8. <u>Faites preuve de discernement</u> : tous les événements ne sont pas forcément des signes. Utilisez votre jugement pour discerner ce qui résonne vraiment avec vous.

Conseil : savoir décoder les signes demande de la pratique et d'apprendre à écouter votre propre langage intérieur. Cela peut vous aider à vous sentir plus en phase avec l'Univers et à prendre des décisions qui sont alignées avec votre chemin de guérison et de croissance personnelle.

✱ __Maintenant à vous__ (notez-le dans votre cahier)

- Qu'avez-vous appris et retenu de ce chapitre ?
- Qu'avez-vous appris et retenu de cette porte ?

PORTE 18

VIVRE LE MOMENT PRÉSENT

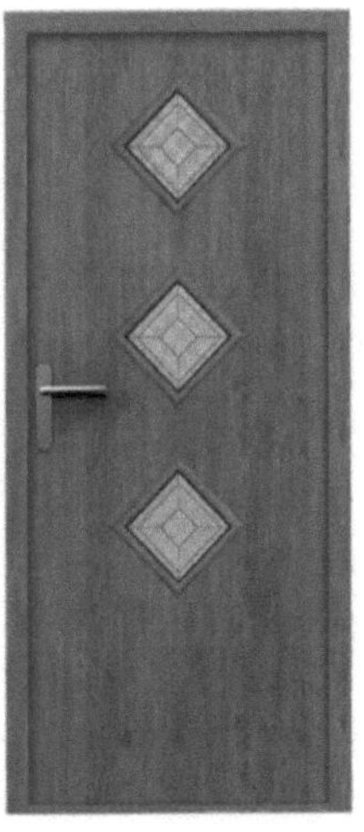

...Invitation à ouvrir...

<u>**Les initiales « MP » :**</u>

« MP » comme **M**artine **P**errin,

comme les **M**erveilleuses **P**ortes,

comme **M**essage **P**rivé (intérieur),

et comme **M**oment **P**résent…

<u>**CHAPITRE I - Le pouvoir du moment présent**</u>

Le passé est passé, le futur est à créer et seul le moment présent compte.

Alors qu'attendons-nous donc pour vivre ?

Vivre pleinement le moment présent, **c'est une véritable invitation à plonger au plus profond de l'instant présent, à s'émerveiller de chaque seconde qui s'écoule avec un cœur ouvert et bienveillant.** C'est une danse subtile entre notre être et le monde qui nous entoure, une danse où nos sens s'éveillent, où nos émotions s'expriment, où nos pensées se dissipent.

En vivant le moment présent, nous embrassons l'essence même de la vie. Nous laissons de côté le fardeau du passé, avec ses regrets et ses blessures, et nous mettons de côté l'anxiété du futur, avec ses incertitudes et ses inquiétudes. Nous nous libérons de ces chaînes pour être ici et maintenant, pleinement conscients de l'instant qui nous enveloppe.

Dans cet état de présence, nous ressentons un profond calme intérieur, une sérénité qui apaise notre esprit tourbillonnant. Nous prenons conscience de la beauté des petites choses de la vie, des moments simples qui deviennent extraordinaires. Le chant des oiseaux, le souffle du vent, le sourire d'un proche — tout devient une source de gratitude et de joie infinie.

Vivre pleinement le moment présent, **c'est aussi une porte ouverte vers la croissance personnelle.** En plongeant dans nos émotions, nos pensées et nos réactions, nous nous découvrons un peu plus chaque jour. Nous embrassons nos vulnérabilités, nos forces et nos faiblesses avec amour et acceptation.

Dans cet état d'esprit, nous prenons des décisions éclairées, guidées par notre intuition profonde. Nous apprenons à lâcher prise des contrôles rigides pour nous ouvrir aux multiples possibilités que la vie nous offre.

Et au cœur de cette présence, nous cultivons la connexion, cette connexion à nous-mêmes et aux autres. Nous sommes vraiment là pour les autres, écoutant avec compassion, partageant des moments de joie et de tristesse, tissant des liens sincères qui nourrissent notre âme.

Alors, dansons avec la vie, étreignons chaque instant avec gratitude et conscience. La vie est une symphonie d'émotions, de sensations et d'expériences. Vivre pleinement le moment présent, c'est embrasser cette symphonie, être un instrument accordé avec le rythme de l'Univers.

Et dans cette danse, nous trouvons le pouvoir du moment présent, la magie de l'instant qui nous enveloppe. C'est là que réside notre véritable essence, notre authenticité la plus profonde.

Alors, écoutons avec notre cœur, sentons avec notre âme, et vivons avec tout notre être. Car c'est dans cet état de présence que la guérison s'épanouit, que la transformation s'accomplit, et que nous trouvons la clé du bonheur véritable.

La présence nous ouvre également à la magie des rencontres humaines. Nous écoutons réellement les autres sans nous perdre dans nos pensées. Nous partageons des moments de connexion profonde, d'authenticité et d'amour. Chaque interaction devient une occasion de semer des graines de bienveillance.

Dans cet état de conscience, nous apprenons à lâcher prise des attentes et des préoccupations. Nous embrassons l'incertitude avec confiance, sachant que chaque pas que nous faisons dans la danse de la vie nous guide vers notre destination la plus élevée.

Alors, osons danser avec la vie, dans toute sa beauté et sa complexité.

Osons vivre chaque instant avec notre cœur grand ouvert, prêts à accueillir tout ce qu'il apporte.

Car c'est dans cette danse du moment présent que nous trouvons la liberté, la véritable essence de qui nous sommes, et la possibilité de créer un avenir radieux empreint de sagesse et de compassion.

Je vous invite à lire le livre *Le Pouvoir du moment présent* d'Eckhart TOLLE (mentionné au chapitre VI de la porte 14).

✻ <u>Maintenant à vous</u> (notez-le dans votre cahier)

Qu'avez-vous appris et retenu de ce chapitre ?

<u>**Chapitre II - Se reconnecter à soi**</u>.

A- <u>La présence</u>

Éveiller tous nos sens peut nous aider à être plus présents dans notre corps et dans l'instant présent, ce qui peut favoriser la guérison.

Utiliser nos cinq sens pour être dans la présence :

- <u>La vue</u> : prenez le temps de regarder autour de vous, observez les couleurs, les formes, les textures. Admirez la beauté de la nature ou d'une œuvre d'art. Regardez les visages de ceux qui vous entourent et appréciez leur singularité.

- <u>L'ouïe</u> : écoutez les sons de la nature, les bruits de la ville, la musique ou les voix des gens qui vous parlent. Prêtez attention aux nuances des sons et aux émotions qu'ils évoquent en vous.

- <u>L'odorat</u> : respirez profondément et sentez les odeurs autour de vous. Prenez le temps d'apprécier les parfums des fleurs, des épices ou des aliments. Les huiles essentielles peuvent également être utilisées pour stimuler l'odorat et favoriser la guérison.

- <u>Le goût</u> : prenez le temps de savourer les aliments que vous mangez. Mastiquez lentement et concentrez-vous sur les saveurs et les textures. Essayez de goûter des aliments que vous n'avez jamais essayés auparavant pour élargir vos horizons culinaires.

- <u>Le toucher</u> : sentez la texture des objets autour de vous, touchez les tissus, les matériaux et les surfaces. Prenez un bain chaud, faites un massage ou portez des vêtements confortables pour stimuler votre sens du toucher.

B - <u>L'intuition notre sixième sens</u>

« Le mental intuitif est un don sacré et le mental rationnel est un serviteur fidèle. Nous avons créé une société qui honore le serviteur et a oublié le don. » Albert Einstein

L'intuition est également souvent appelée « sixième sens » ou « ressenti intérieur ». C'est cette voix intérieure qui guide nos choix et nos décisions de manière subtile et instinctive, en dehors de la logique pure. Certaines personnes la qualifient également de « guidance intérieure » ou de « savoir profond ». Quel que soit le terme utilisé, il s'agit essentiellement de cette capacité innée à percevoir, comprendre et ressentir au-delà des informations évidentes, souvent grâce à une conscience accrue de nos émotions, de nos sensations et de notre environnement.

C'est cette sensation profonde et inexplicable comme une douce brise intérieure qui murmure à notre esprit que quelque chose est vrai ou juste, même si nous ne pouvons pas toujours l'expliquer avec des mots.

L'intuition est la capacité de comprendre ou de savoir quelque chose sans avoir besoin de raisonnement ou de preuves concrètes. C'est une forme de connaissance qui peut être considérée comme une « compréhension immédiate » ou une

« perception instantanée » d'une situation ou d'un problème. Elle peut être ressentie physiquement sous forme de sensations, de pressentiments ou de vibrations.

Dans le contexte de la guérison, l'intuition joue un rôle essentiel. Voici comment elle peut contribuer à votre cheminement vers la guérison :

- Sensibilité aux besoins du corps : l'intuition peut vous aider à entendre les signaux subtils de votre corps. Elle peut vous guider vers les aliments, les mouvements et les soins dont votre corps a besoin pour se rétablir.

- Prise de décision éclairée : lorsque vous êtes confronté à des choix liés à votre santé et à votre bien-être, l'intuition peut vous fournir des indices subtils sur la meilleure voie à suivre. Elle peut vous aider à écarter les options qui ne vous conviennent pas et à vous orienter vers celles qui résonnent avec votre être intérieur.

- Détection des déséquilibres émotionnels : votre intuition peut vous aider à reconnaître les émotions refoulées ou les blocages émotionnels qui peuvent affecter votre santé. En étant à l'écoute de votre intuition, vous pouvez identifier et traiter ces déséquilibres.

- Guidance dans les traitements et les thérapies : en explorant différentes approches de guérison, votre intuition peut vous aider à choisir celles qui sont les mieux adaptées à vos besoins uniques. Elle peut également vous indiquer quand il est temps de changer de direction ou d'explorer de nouvelles options.

- **Renforcement de la connexion corps-esprit** : l'intuition est un lien précieux entre votre esprit conscient et votre corps. Elle vous rappelle que la guérison ne se limite pas seulement aux aspects physiques, mais englobe également vos émotions, vos pensées et votre esprit.

Cultiver et honorer votre intuition peut être une pratique puissante pendant votre voyage de guérison :

- **Écoute intérieure** : prenez le temps de vous connecter régulièrement avec vous-même. Cela peut se faire à travers la méditation, la contemplation silencieuse ou même en écrivant dans un journal intime.

- **Respectez les sensations** : lorsque vous prenez des décisions liées à votre santé, soyez attentif aux sensations qui émergent en vous. Écoutez ce que votre corps et votre esprit vous disent.

- **Apprenez à différencier l'intuition du doute** : l'intuition a une qualité de certitude tranquille, tandis que le doute est souvent accompagné de confusion et d'incertitude. Apprenez à reconnaître cette différence subtile.

- **Confiance en vous-même** : plus vous faites confiance à votre intuition et la suivez, plus elle se renforcera. Faites preuve de patience et de bienveillance envers vous-même pendant ce processus.

En embrassant votre intuition et en l'intégrant dans votre parcours de guérison, vous créez une alliance profonde entre votre sagesse intérieure et les choix que vous faites pour cultiver votre bien-être physique et émotionnel. C'est une danse délicate entre l'écoute de soi et l'action consciente, qui peut ouvrir des portes insoupçonnées vers la guérison et la transformation.

Certaines personnes peuvent être plus naturellement intuitives que d'autres, et en même temps, tout le monde peut apprendre à utiliser cette capacité.

Les techniques telles que la méditation, la pratique de la pleine conscience et l'écoute active peuvent aider à développer l'intuition. L'intuition peut être développée et améliorée avec la pratique et la sensibilisation à ses manifestations.

L'intuition peut être utilisée dans de nombreux aspects de la vie, tels que la prise de décision.

Partage d'expériences

Je me considère comme une femme très intuitive, même si je m'en suis coupée pendant des dizaines d'années.

Une année au salon Zen & Bio de Nantes, je m'apprêtais à aller à une conférence, lorsqu'un oracle posé sur un stand de vente de livres m'a attirée comme un aimant. La boîte avec le dessin d'un cœur dans les tons couleur jaune moutarde, rouge et orangé m'a comme hypnotisée. Quelle fut ma plus grande surprise de découvrir en allant l'acheter que sa créatrice en personne, Vanessa Mielczareck, était présente, une femme merveilleuse et remplie d'une sensibilité. Après avoir discuté avec elle, elle me l'a dédicacé.

Ce fut le début d'un merveilleux voyage avec elle car depuis j'ai acheté tous ses oracles et quelques-uns de ses livres. D'ailleurs, le titre de ce livre, notifié par mon intuition, en est inspiré, c'est une évidence.

Depuis cette rencontre, ils accompagnent ma vie quotidienne et toutes mes séances de coaching

<u>CHAPITRE III - La pratique de la pleine conscience</u>

La pratique de la pleine conscience est une approche puissante pour favoriser la guérison et le bien-être à la fois sur le plan physique et émotionnel. La pleine conscience consiste à porter une attention intentionnelle et sans jugement à l'instant présent, en étant pleinement conscient de nos pensées, émotions, sensations corporelles et de l'environnement qui nous entoure.

En pratiquant la pleine conscience, nous apprenons à nous libérer des ruminations du passé et des inquiétudes pour le futur. Nous nous ancrons dans le moment présent, en étant présents à chaque expérience de la vie avec une ouverture d'esprit et une bienveillance envers nous-mêmes et les autres.

Cette pratique nous invite à ralentir et à savourer les petits moments de la vie, même les plus simples. Par exemple, prendre le temps de déguster chaque bouchée d'un repas, sentir la douceur du vent sur notre peau pendant une promenade, ou simplement écouter attentivement quand quelqu'un nous parle.

La pleine conscience peut être intégrée dans divers aspects de notre vie quotidienne, y compris dans nos activités physiques comme la marche, le yoga, ou la méditation. **Elle nous aide à cultiver une plus grande conscience de notre corps et de nos sensations, ce qui peut nous rendre plus attentifs aux signaux que notre corps nous envoie et nous aider à mieux répondre à nos besoins.**

Sur le plan émotionnel, la pleine conscience nous apprend à accueillir nos émotions sans jugement ni résistance. Plutôt que de les refouler ou de les ignorer, nous les reconnaissons et les acceptons comme des parties naturelles de notre expérience humaine. Cette acceptation nous permet de mieux gérer le stress et les défis émotionnels, en cultivant une attitude de compassion envers nous-mêmes et envers les autres.

En pratiquant régulièrement la pleine conscience, nous développons notre capacité à être conscients de nos pensées et de nos réactions automatiques, ce qui nous donne plus de contrôle sur notre comportement. Cela peut nous aider à éviter de réagir de manière impulsive ou excessive dans des situations stressantes, en nous permettant de prendre des décisions plus éclairées et réfléchies.

La pleine conscience peut également nous aider à développer une plus grande résilience face aux défis de la vie. En étant présents à chaque instant, nous apprenons à faire face aux difficultés avec calme et sérénité. Cela ne signifie pas que nous évitons les émotions difficiles, mais plutôt que nous les affrontons avec courage et compassion, en sachant qu'elles font partie intégrante du voyage de la guérison.

En somme, la pratique de la pleine conscience est un outil précieux pour favoriser la guérison et le bien-être dans tous les aspects de notre vie. Elle nous offre un moyen de vivre plus pleinement et plus consciemment, en nous connectant à notre essence profonde et en cultivant une attitude de bienveillance envers nous-mêmes et les autres.

C'est un cadeau que nous pouvons nous offrir à tout moment, et qui peut transformer notre expérience de la vie de façon profonde et significative.

•

✽ <u>Maintenant à vous</u> (notez-le dans votre cahier)

Qu'avez-vous appris et retenu de ce chapitre ?

CHAPITRE IV - Regrets du passé et inquiétudes pour le futur

Se libérer des regrets du passé et des inquiétudes pour le futur est d'une importance cruciale dans le processus de guérison, car cela permet de créer un espace intérieur propice à la transformation et à la guérison profonde.

Les regrets du passé sont comme des chaînes qui nous retiennent dans des moments douloureux ou des décisions passées. Lorsque nous nous attachons à ces regrets, nous maintenons activement notre attention sur ce qui aurait pu être différent, ce qui nourrit le sentiment de culpabilité, de tristesse ou de colère. Cela entrave notre capacité à avancer et à trouver la paix intérieure.

En nous libérant des regrets du passé, nous nous donnons la permission de pardonner, à la fois aux autres et à nous-mêmes. Le pardon ne signifie pas oublier ou excuser ce qui s'est passé, mais plutôt relâcher le fardeau émotionnel qui découle de ces expériences. Cela ouvre la voie à l'acceptation, à la croissance et à la possibilité de créer de nouvelles expériences positives.

De même, se libérer des inquiétudes pour le futur est essentiel pour notre bien-être. Lorsque nous sommes constamment pris dans un cycle d'anxiété et de préoccupation pour ce qui pourrait arriver, nous créons un stress constant qui peut avoir des effets néfastes sur notre santé mentale et physique. Nos pensées anxieuses peuvent nous empêcher de profiter du moment présent et de nous engager pleinement dans le processus de guérison.

Se libérer des inquiétudes pour le futur implique de cultiver la confiance en soi et en l'Univers. Cela signifie croire que nous avons la capacité de faire face aux défis qui se présentent et que l'avenir peut être rempli de possibilités positives. Cela ne signifie pas ignorer la préparation et la planification, mais plutôt se détacher de la peur et de l'anticipation négative.

En libérant les regrets du passé et les inquiétudes pour le futur, nous nous ancrons dans le moment présent, où la guérison véritable peut se produire. **Nous créons un espace pour la gratitude, la joie et la paix intérieure**. Cela nous permet de concentrer notre énergie sur ce que nous pouvons contrôler ici et maintenant, et de cultiver un état d'esprit positif qui nourrit notre bien-être global.

En somme, se libérer des regrets du passé et des inquiétudes pour le futur est un acte d'amour envers soi-même. C'est une invitation à vivre pleinement le moment présent, à embrasser la possibilité de guérison et à ouvrir notre cœur à la joie, à la paix et à la transformation.

CHAPITRE V - Mettre de la conscience sur tout

Mettre de la conscience sur tout, c'est être conscient de ce que l'on fait, de ce que l'on dit et de ce que l'on ressent.

Cela signifie être présent dans l'instant présent et observer ce qui se passe à l'intérieur de soi et à l'extérieur de soi sans jugement ni critique. Cela permet de mieux comprendre nos pensées, nos émotions et nos comportements, et de les changer si nécessaire.

En étant conscients de nos actions et de nos réactions, nous pouvons apprendre à mieux gérer notre vie et à prendre des décisions plus éclairées.

<u>CHAPITRE VI - S'ancrer dans le moment présent pour favoriser la guérison</u>

S'ancrer dans le moment présent est une clé précieuse pour favoriser la guérison, car cela nous permet de cultiver une profonde connexion avec notre être intérieur et d'apporter une attention aimante à ce qui se passe ici et maintenant.

Lorsque nous nous ancrons dans le moment présent, nous relâchons les soucis du passé et les préoccupations pour le futur. Nous cessons de ressasser les regrets et de craindre l'avenir. Au lieu de cela, nous nous concentrons sur l'instant présent, en accordant une attention pleine et consciente à nos pensées, nos émotions, nos sensations corporelles et notre environnement.

Cet ancrage dans le moment présent a plusieurs effets bénéfiques sur notre processus de guérison :

- <u>Réduction du stress et de l'anxiété</u> : en étant pleinement présents, nous diminuons les pensées anxieuses et les ruminations qui peuvent aggraver notre stress émotionnel. Nous nous libérons des fardeaux mentaux qui peuvent entraver la guérison.

- <u>Renforcement de la conscience corporelle</u> : en étant attentifs à nos sensations corporelles, nous sommes plus à l'écoute des signaux que notre corps nous envoie. Cela nous aide à détecter plus rapidement les tensions, les douleurs ou les besoins physiques, facilitant ainsi les ajustements nécessaires.

- <u>Augmentation de la gratitude et de la positivité</u> : en reconnaissant les moments de joie, de beauté et de paix dans le présent, nous cultivons un état d'esprit de gratitude. Cela nourrit notre bien-être émotionnel et renforce notre <u>résilience.</u>

- <u>Amélioration de la concentration et de la clarté mentale</u> : lorsque nous sommes pleinement présents, notre esprit est moins dispersé et plus concentré. Cela peut améliorer notre capacité à prendre des décisions éclairées concernant notre santé et notre bien-être.

- <u>Création d'un espace intérieur pour la guérison</u> : en nous ancrant dans le moment présent, nous créons un espace de calme intérieur où la guérison peut se produire. Nous nous offrons la possibilité d'observer nos pensées et nos émotions sans jugement, ce qui peut faciliter la libération des blocages émotionnels.

Quelques pratiques simples pour vous aider à vous ancrer dans le moment présent et favoriser la guérison sont :

- <u>Méditation de pleine conscience</u> : prenez quelques minutes chaque jour pour vous asseoir en silence et porter votre attention sur votre respiration, vos sensations corporelles ou vos pensées. Cela vous aide à vous centrer dans le moment présent.

- <u>Respiration consciente</u> : lorsque vous vous sentez stressé ou anxieux, prenez quelques respirations profondes et conscientes pour vous ramener à l'instant présent.

- <u>Activités en pleine conscience</u> : lorsque vous mangez, prenez une douche, marchez ou accomplissez d'autres activités quotidiennes, soyez pleinement présent et conscient de chaque mouvement, sensation et expérience.

- <u>Pratiques corporelles</u> : le yoga, le tai-chi ou d'autres formes d'exercices axés sur la présence et la connexion à votre corps peuvent vous aider à vous ancrer dans le moment présent.

En vous ancrant dans le moment présent, vous créez un espace où la guérison physique, émotionnelle et spirituelle peut se déployer naturellement. C'est un acte de douceur envers vous-même, où vous vous offrez l'opportunité de vivre pleinement et de trouver un profond sentiment de paix et de bien-être.

✳ <u>Maintenant à vous</u> (notez-le dans votre cahier)

- Qu'avez-vous appris et retenu de ce chapitre ?
- Qu'avez-vous appris et retenu de cette porte ?
- Que choisissez-vous de mettre en place de nouveau dans votre vie ?

PORTE 19

CHEMINER VERS LA TRANSFORMATION

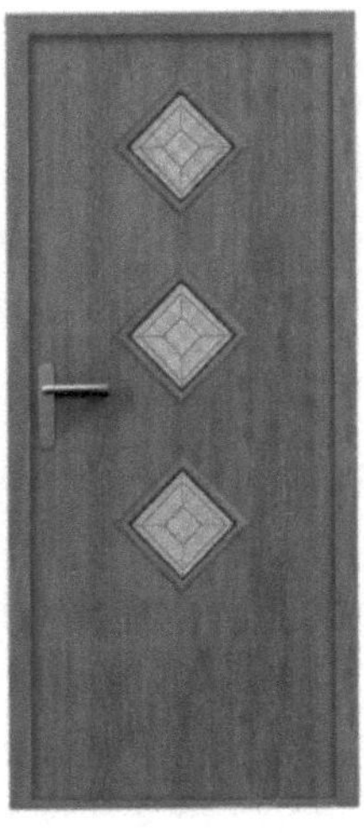

...Invitation à ouvrir...

<u>CHAPITRE I - Guérison et croissance personnelle</u>

La guérison est bien plus qu'un simple rétablissement physique ou émotionnel. **C'est une opportunité puissante de croissance personnelle et de transformation profonde.**

Lorsque nous sommes confrontés à des défis de santé ou de bien-être, cela peut être le point de départ d'un voyage intérieur qui nous conduit vers une meilleure compréhension de nous-mêmes et de la vie.

La guérison nous pousse à explorer nos émotions, nos croyances, nos peurs et nos schémas de pensée. C'est un appel à prendre conscience de nos blessures passées, tant physiques qu'émotionnelles, et à les guérir profondément. En faisant face à ces aspects de nous-mêmes, nous pouvons libérer des énergies bloquées et des traumatismes accumulés au fil du temps.

Ce processus de guérison nous invite également à cultiver la compassion envers nous-mêmes. Il nous apprend à nous aimer inconditionnellement, avec nos forces et nos faiblesses, en reconnaissant que nous sommes des êtres humains en constante évolution. La guérison nous rappelle que nous avons le droit de prendre soin de nous-mêmes et de nous accorder la bienveillance que nous accordons aux autres.

La croissance personnelle qui découle de la guérison nous amène à nous interroger sur nos choix de vie, nos habitudes et nos priorités. Nous prenons conscience de ce qui nous nourrit vraiment, de ce qui est essentiel pour notre bien-être et de ce qui ne l'est pas. Cela peut nous inciter à apporter des changements significatifs dans notre vie, à nous aligner sur nos valeurs profondes et à poursuivre des objectifs plus alignés avec notre véritable essence.

La guérison est également un chemin vers la réconciliation avec notre passé. En pardonnant et en lâchant prise sur les blessures passées, nous nous libérons du fardeau émotionnel qui peut avoir un impact négatif sur notre santé et notre bien-être. Cela nous permet de vivre plus pleinement dans le présent, en embrassant chaque moment avec gratitude et sérénité.

Pour plus de précisions, la guérison comme opportunité de croissance personnelle nous invite à nous ouvrir à une vision plus vaste de nous-mêmes et du monde qui nous entoure. Elle nous encourage à explorer notre spiritualité, à développer notre connexion avec quelque chose de plus grand que nous, et à découvrir notre véritable potentiel en tant qu'êtres humains.

Dans ce voyage vers la guérison et la croissance personnelle, nous découvrons que chaque défi que nous rencontrons est une occasion de grandir, d'apprendre et de devenir plus forts. Nous sommes invités à embrasser la vulnérabilité, à accepter les changements inévitables de la vie et à cultiver une attitude de gratitude envers chaque étape de notre parcours.

En somme, la guérison comme opportunité de croissance personnelle nous ouvre les portes vers une vie plus épanouissante, plus consciente et plus alignée avec notre véritable nature.

C'est un voyage de découverte de soi, d'acceptation et de transformation qui nous guide vers une existence plus authentique et épanouissante.

✳ <u>Maintenant à vous</u> (notez-le dans votre cahier)

Qu'avez-vous appris et retenu de ce chapitre ?

<u>CHAPITRE II - Autonome et souverain</u>

Devenir autonome, c'est acquérir la capacité à se prendre en charge et à agir de manière indépendante dans différents domaines de la vie, tels que l'alimentation, l'habillement, le logement, les finances, les relations, etc. Cela peut se faire en apprenant de nouvelles compétences, en prenant des décisions éclairées, en se fixant des objectifs clairs et réalisables, et en prenant la responsabilité de sa propre vie. L'autonomie est un processus qui demande du temps et de l'effort, mais qui peut apporter un sentiment de liberté, de confiance en soi et de satisfaction personnelle.

<u>Reprendre sa souveraineté</u>

Chacun de nous est unique et original.

Et nous nous transformons à chaque instant

Les physiciens ont montré que chaque année, 98 % des atomes de notre corps sont remplacés par de nouveaux.

Je ne suis plus la même personne que j'ai été durant l'enfance, l'adolescence, ou encore à l'âge adulte. Et, plus tard, je serai encore quelqu'un d'autre.

Notre famille, le lieu où nous vivons, nos éducations, la société, nos relations, etc.

Nous vivons des expériences, les choses qu'on nous répète deviennent des habitudes, et deviennent des croyances.

Chacun à sa vision et chacun a le choix de retrouver sa vitalité ou pas.

Reprendre sa souveraineté signifie retrouver le contrôle et la responsabilité de sa propre vie. C'est un acte de prise de pouvoir personnel qui implique de se libérer des influences extérieures, des conditionnements et des attentes des autres.

Cela consiste à écouter sa propre voix intérieure, à faire des choix alignés avec ses valeurs et à vivre selon sa vérité authentique.

Reprendre sa souveraineté implique également de reconnaître que nous sommes les créateurs de notre réalité et que nous avons la capacité de façonner notre destinée.

C'est un voyage vers l'autonomie émotionnelle, mentale et spirituelle, où l'on apprend à se faire confiance, à suivre son intuition et à prendre des décisions éclairées.

Ce processus de reprise de sa souveraineté peut être libérateur, mais il peut aussi être exigeant, car il peut nécessiter de remettre en question les croyances limitantes, de guérir les blessures du passé et de se libérer des schémas destructeurs de pensées. Cependant, en retrouvant sa souveraineté, on peut expérimenter une plus grande paix intérieure, un sentiment de puissance personnelle et une connexion plus profonde avec son propre chemin de vie.

Et si nous acceptions de prendre de la hauteur sur la situation ?

Et si nous arrêtions de nous identifier à ce personnage ?

<u>Bonne nouvelle</u> : se transformer, c'est possible

Ton identité est le produit de tout ce que tu as fait et de tout ce que tu as vécu comme expérience dans tes vies, passées, présentes et futures.

Et si nous étions beaucoup plus grands que cette identité ?
Et si nous avions la capacité de changer ?
Et si nous avions la capacité de créer notre réalité ?

On nous a fait croire qu'on ne croit que ce l'on voit...
Et si nous ne voyons que ce que nous croyons ?

Grâce aux neurosciences, on a découvert que c'était le cas et que nous avions la possibilité de nous transformer.

À force que l'on nous répète des choses, nous les avons cru et c'est devenu une habitude puis une croyance.

La bonne nouvelle, c'est que nous pouvons nous changer

En prouvant à notre cerveau que nous sommes quelqu'un qui réalise ses rêves, nous pouvons progressivement et à force de le répéter, répéter, répéter, nous convaincre et ainsi changer nous identité de « incapable » à « peut être capable de… », puis progressivement à « est capable ».

Il est important pour le changement d'avancer à petits pas.

Alors en conscience, qui choisissez-vous d'incarner ?

✱ <u>**Maintenant à vous**</u> (notez-le dans votre cahier)

Qu'avez-vous appris et retenu de ce chapitre ?

CHAPITRE III - S'ouvrir à tous les possibles

S'ouvrir à tous les possibles est une attitude qui consiste à croire que tout est possible et que les opportunités peuvent surgir à tout moment.

Ceci est une action possible après avoir ouvert les portes de tous les possibles (cf. porte 16, chapitre I).

Cela peut aider à se libérer des limitations et des croyances limitantes qui peuvent nous empêcher d'atteindre nos objectifs ou de réaliser notre plein potentiel.

Mode d'emploi

- <u>Cultiver une attitude positive</u> : en adoptant une attitude positive, vous pouvez attirer des énergies positives et des opportunités dans votre vie.

- <u>Croire en vous-même</u> : il est important de croire en vos capacités et en votre potentiel pour atteindre vos objectifs.

- <u>Se fixer des objectifs ambitieux</u> : se fixer des objectifs ambitieux peut vous aider à sortir de votre zone de confort et à découvrir de nouvelles possibilités.

- <u>Explorer de nouveaux domaines</u> : explorer de nouveaux domaines peut vous aider à découvrir de nouvelles passions et à vous ouvrir à de nouvelles opportunités.

- <u>Pratiquer la gratitude</u> : en étant reconnaissant pour ce que vous avez déjà dans votre vie, vous pouvez attirer plus de bonnes choses dans votre vie.

En somme, s'ouvrir à tous les possibles nécessite une combinaison d'attitude positive, de confiance en soi, de fixer des objectifs ambitieux, d'explorer de nouveaux domaines et de pratiquer la gratitude.

CHAPITRE IV - Se guérir par les synchronicités

C'est une approche qui repose sur la conviction que les événements synchronistiques peuvent jouer un rôle dans notre processus de guérison.

Voici comment cela fonctionne :

- Prise de conscience : tout d'abord, il est important d'être attentif aux synchronicités qui se produisent dans notre vie. Cela signifie être conscient de ces moments où des coïncidences significatives se produisent, où des connexions apparemment aléatoires se manifestent.

- Interprétation personnelle : chaque synchronicité peut être interprétée de manière subjective, en fonction de notre propre vécu, de nos croyances et de nos besoins individuels. Par exemple, une synchronicité peut être perçue comme un signe de guérison, de direction ou de soutien dans notre cheminement.

- Réflexion et exploration : les synchronicités peuvent être utilisées comme un catalyseur pour la réflexion et l'exploration de soi. Elles peuvent nous amener à remettre en question nos schémas de pensée, à approfondir notre compréhension de nous-mêmes et à explorer les aspects de notre être qui ont besoin de guérison.

- <u>Guidance et intuition</u> : les synchronicités peuvent être considérées comme des signaux ou des messages de l'Univers, qui nous guident vers ce dont nous avons besoin pour notre guérison. Elles peuvent renforcer notre intuition et nous encourager à suivre certaines voies ou à prendre des décisions qui sont bénéfiques pour notre bien-être.

- <u>Synchronicité comme confirmation</u> : lorsque nous sommes engagés dans un processus de guérison, les synchronicités peuvent se présenter comme une confirmation que nous sommes sur la bonne voie. Elles peuvent renforcer notre confiance et notre engagement envers notre cheminement de guérison.

Il est important de noter que la guérison par les synchronicités est une approche subjective et personnelle, et elle ne remplace pas les soins médicaux ou professionnels appropriés. Cependant, elle peut être un complément précieux à d'autres méthodes de guérison, en favorisant la prise de conscience, la réflexion et la connexion avec notre être intérieur.

<u>Différence entre coïncidences et synchronicités</u>

Les coïncidences et les synchronicités sont deux phénomènes qui semblent être liés à des événements qui se produisent de manière significative, mais ils ont des caractéristiques distinctes :

Coïncidences

Les coïncidences sont des événements qui se produisent simultanément ou successivement, sans qu'il n'y ait de lien apparent de causalité entre eux. Ce sont souvent des rencontres fortuites ou des événements qui semblent improbables.

Elles peuvent être simplement des hasards statistiques qui surviennent naturellement sans signification particulière.

Elles peuvent être interprétées différemment par chaque individu en fonction de leur propre perspective et de leur système de croyances.

Elles peuvent être le fruit du hasard ou de facteurs externes, et elles peuvent être subjectivement perçues comme significatives ou non en fonction de l'interprétation qui leur est donnée.

Synchronicités

Les synchronicités, quant à elles, sont des événements qui se produisent de manière significative et qui semblent avoir un lien de sens ou de correspondance avec les pensées, les émotions ou les intentions d'une personne.

Elles sont souvent perçues comme des « coïncidences significatives » qui vont au-delà du simple hasard.

Elles sont généralement considérées comme des signes ou des messages de l'Univers, ou comme des indicateurs d'un alignement entre la pensée, les émotions et les événements extérieurs.

Elles sont souvent ressenties comme des expériences profondes qui éveillent un sentiment de connexion, de guidance ou de compréhension plus profonde de la réalité.

En résumé, la différence entre les coïncidences et les synchronicités réside principalement dans le sens et l'interprétation qui leur sont attribués.

Les coïncidences sont des événements qui peuvent être considérés comme des hasards, tandis que les synchronicités sont des événements perçus comme ayant une signification plus profonde ou un lien avec notre état intérieur.

✳ <u>Maintenant à vous</u> (notez-le dans votre cahier)

- Qu'avez-vous appris et retenu de ce chapitre ?
- Qu'avez-vous appris et retenu de cette porte ?

PORTE 20

341

ÉLARGIR LA CONSCIENCE…

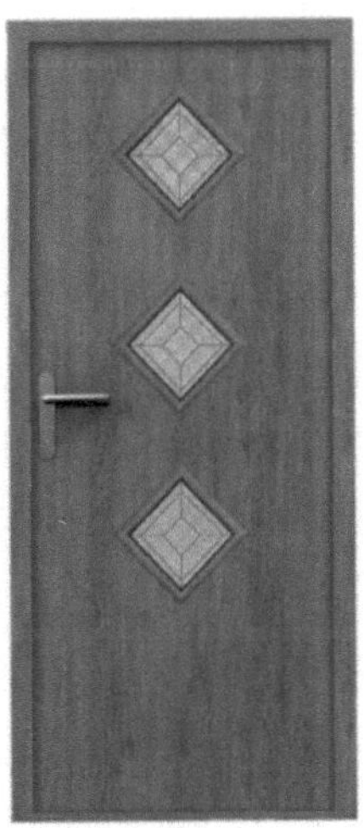

…Invitation à ouvrir…

CHAPITRE I - La magie cosmique

La magie cosmique peut être définie comme l'art de travailler avec les énergies de l'Univers pour créer des changements positifs dans sa vie. Cette pratique repose sur l'idée que tout est connecté et que nous pouvons utiliser cette connexion pour nous aligner avec les énergies cosmiques et attirer ce que nous désirons dans notre vie.

La magie cosmique comprend plusieurs pratiques, comme la méditation, la visualisation, les rituels, l'utilisation des cristaux, des plantes et des huiles essentielles, l'astrologie et la numérologie. Elle peut également inclure la pratique de la loi de l'attraction et l'utilisation de l'intention pour manifester des désirs.

L'objectif principal de la magie cosmique est de se connecter à son moi supérieur et à l'Univers pour atteindre un état de paix et de clarté mentale, et pour manifester les désirs de son cœur. Cette pratique permet de cultiver une attitude positive et d'attirer des expériences positives dans sa vie.

Il est important de noter que la magie cosmique n'est pas une solution magique à tous les problèmes de la vie, mais plutôt une pratique qui peut aider à créer un état d'esprit positif et à attirer des opportunités positives dans sa vie.

CHAPITRE II- Le hasard

« Le hasard, c'est Dieu qui se promène incognito. », Albert Einstein

Et si le hasard n'existait pas ? Et si tout avait un sens... ?

La question du hasard est complexe et suscite souvent des débats philosophiques et scientifiques. Certains soutiennent que tout événement est le résultat d'une chaîne de causes et d'effets, ce qui implique qu'il n'y a pas de hasard réel. D'autres considèrent que certains événements peuvent être imprévisibles et aléatoires, ce qui pourrait être interprété comme le hasard.

Sur le plan scientifique, la physique quantique nous montre que certains phénomènes à l'échelle subatomique semblent aléatoires et imprévisibles. Par exemple, la désintégration radioactive d'un atome est considérée comme un processus aléatoire. Cependant, cela ne signifie pas nécessairement que le hasard existe à l'échelle macroscopique de notre vie quotidienne.

D'un point de vue philosophique, certains pensent que le hasard est une illusion et que tout est déterminé par des lois causales. D'autres considèrent que le hasard est un concept utile pour exprimer notre incapacité à prédire certains événements avec précision.

En fin de compte, la question du hasard et de la détermination est complexe et reste ouverte à l'interprétation. Quelle que soit notre position sur le sujet, il est important de reconnaître que la vie est souvent imprévisible, et que nous devons faire face à des situations inattendues et aléatoires. Que nous croyions au hasard ou non, il est essentiel de rester ouvert et adaptable face aux défis et opportunités qui se présentent à nous dans ce voyage de la vie.

✱ <u>Maintenant à vous</u> (notez-le dans votre cahier)

Qu'avez-vous appris et retenu de ce chapitre ?

Les synchronicités sont des événements significatifs qui semblent se produire de manière fortuite, mais qui ont un sens ou une connexion profonde pour nous.

Certains peuvent interpréter les synchronicités comme des signes ou des messages du futur, tout comme une langue étrangère qui nous est inconnue.

Lorsque nous expérimentons une synchronicité, cela peut nous donner l'impression que l'Univers communique avec nous d'une manière mystérieuse et symbolique. Les synchronicités peuvent prendre différentes formes, telles que des rencontres fortuites, des rêves récurrents, des motifs répétitifs ou des événements qui se produisent juste au bon moment.

Pour certaines personnes, les synchronicités sont perçues comme des indications ou des guidances pour prendre des décisions importantes dans leur vie. Elles peuvent être considérées comme des signes de validation, de confirmation ou de direction. Par exemple, vous pourriez rencontrer quelqu'un qui partage exactement les mêmes intérêts que vous et qui se révèle être un mentor précieux dans votre parcours professionnel. Cette synchronicité peut vous donner confiance dans vos choix et vous encourager à suivre cette voie.

L'interprétation des synchronicités est souvent personnelle et subjective, car elles sont basées sur nos propres croyances, expériences et perceptions. Certaines personnes croient que ces synchronicités sont des signaux provenant de notre moi supérieur, de notre intuition ou de l'Univers, tandis que d'autres peuvent les considérer comme de simples coïncidences sans signification particulière.

Il est important de rester ouvert et réceptif aux synchronicités, car elles peuvent offrir des opportunités d'apprentissage, de croissance personnelle et de transformation. Elles peuvent nous aider à prendre conscience de nos schémas de pensée, de nos désirs profonds ou de nos besoins, et nous guider vers notre chemin de vie authentique.

Cependant, il est également important de garder un esprit critique et de ne pas interpréter toutes les coïncidences comme des synchronicités ou des signes. Parfois, les événements peuvent simplement être le fruit du hasard et n'avoir aucune signification plus profonde.

Il est essentiel d'adopter une approche équilibrée et d'intégrer nos propres intuitions et discernements pour donner un sens à ces synchronicités dans notre propre réalité.

CHAPITRE IV - La rétro-causalité

La rétro-causalité est une notion qui suggère que des événements du présent peuvent être influencés par des événements futurs. Selon cette idée, nos actions, nos pensées et nos intentions actuelles peuvent rétroactivement influencer notre passé, y compris notre état de santé et de guérison.

Cela pourrait signifier que nous avons la capacité de réécrire notre passé à travers notre guérison personnelle et nos intentions. En nous concentrant sur notre propre guérison, nous pouvons influencer notre passé en transformant notre perception, en libérant des schémas de pensée limitants et en modifiant notre relation avec les événements passés.

En nous concentrant sur notre objectif personnel de guérison, nous pouvons libérer les blocages émotionnels, mentaux ou spirituels qui peuvent avoir contribué à notre état de santé actuel.

Quoi qu'il en soit, se concentrer sur notre guérison personnelle, cultiver des intentions positives et prendre des mesures pour améliorer notre bien-être peuvent certainement avoir un impact positif sur notre vie, quel que soit le mécanisme sous-jacent. Il est essentiel d'adopter une approche holistique de la guérison qui englobe différents aspects de notre être, y compris le physique, le mental, l'émotionnel et le spirituel, pour créer un équilibre et favoriser notre bien-être global.

Il est donc essentiel de prendre en compte la réalité médicale et de consulter des professionnels de la santé qualifiés pour toute question de santé ou de guérison. La prise en charge de la santé doit se faire de manière globale, en combinant les approches conventionnelles et complémentaires, selon les besoins individuels.

La rétro-causalité est une idée qui suggère que les événements du passé peuvent être influencés par des événements futurs. Cela remet en question la conception linéaire du temps, selon laquelle le passé détermine le présent et l'avenir. Dans le contexte des synchronicités et de la guérison, la rétro-causalité peut être perçue comme un phénomène qui permet à des événements futurs, tels que des intentions, des visualisations ou des états d'être, d'influencer rétroactivement notre passé et notre présent, y compris notre état de santé et notre bien-être.

Selon cette perspective, lorsque nous émettons des intentions de guérison, développons une vision positive de notre santé future ou adoptons des états émotionnels et mentaux bénéfiques, cela peut avoir un impact rétroactif sur notre passé et notre présent. Cela peut se manifester par des changements dans nos pensées, nos émotions, nos comportements et même notre physiologie, qui contribuent à notre processus de guérison.

Cependant, il est important de noter que la rétro-causalité est encore un sujet de débat et de recherche dans les domaines de la physique quantique et de la philosophie. Les mécanismes exacts par lesquels cela pourrait se produire ne sont pas encore complètement compris ou prouvés scientifiquement.

Il convient également de souligner que la rétro-causalité ne doit pas être utilisée comme une justification pour ignorer ou négliger les soins médicaux appropriés. Il est essentiel de rechercher des traitements et des conseils médicaux professionnels lorsque nous sommes confrontés à des problèmes de santé.

✱ <u>Maintenant à vous</u> (notez-le dans votre cahier)

- Qu'avez-vous appris et retenu de ce chapitre ?
- Qu'avez-vous appris et retenu de cette porte ?

PORTE 21

CHOISIR ENTRE ÉTAT D'ÊTRE ET/OU ÉTAT D'ESPRIT

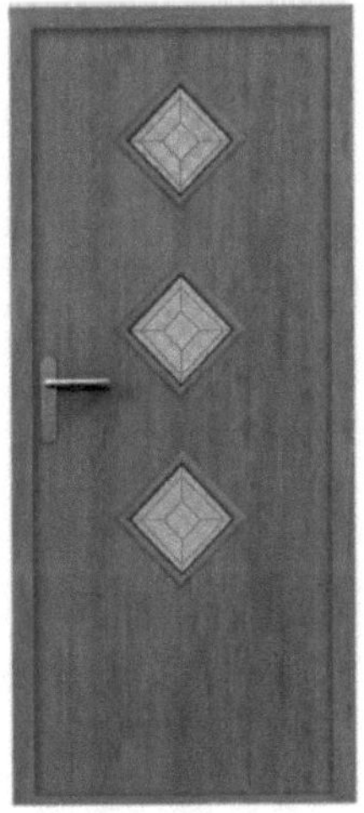

…Invitation à ouvrir…

L'humilité est la qualité d'être conscient de nos limites et de reconnaître qu'il y a des forces et des réalités plus grandes que nous dans l'Univers.

Cela implique de mettre de côté notre ego et notre sentiment de supériorité, et d'accepter que nous faisons partie d'un TOUT plus vaste.

En reconnaissant qu'il y a plus grand que soi, nous cultivons un sentiment d'humilité qui peut avoir des avantages importants dans notre vie.

Voici quelques-uns des **bienfaits** de cette humilité :

- Ouverture d'esprit : l'humilité nous permet d'adopter une attitude d'ouverture et de curiosité envers le monde qui nous entoure. Nous sommes prêts à apprendre des autres, à remettre en question nos propres croyances et à considérer de nouvelles perspectives.

- Relations harmonieuses : l'humilité favorise des relations saines et harmonieuses avec les autres. Elle nous permet d'être à l'écoute, d'accepter les différences et de traiter les autres avec respect et considération.

- Apprentissage continu : l'humilité nous encourage à poursuivre un cheminement de croissance personnelle et de développement. Nous reconnaissons qu'il y a toujours plus à apprendre et à découvrir, et nous sommes disposés à nous remettre en question et à grandir.

- Acceptation des erreurs : l'humilité nous aide à reconnaître nos propres erreurs et faiblesses sans nous juger excessivement. Nous sommes capables de nous excuser, de nous corriger et d'apprendre de nos erreurs.

- Connexion spirituelle : l'humilité nous ouvre à une plus grande connexion spirituelle. Elle nous permet de reconnaître que nous faisons partie d'un Univers plus vaste et de développer un sens de l'émerveillement et de la gratitude.

En reconnaissant qu'il y a plus grand que soi, nous sommes en mesure de nous ouvrir à de nouvelles perspectives, d'apprendre des autres, de grandir en tant qu'individus et de cultiver des relations saines. L'humilité nous invite à embrasser notre propre vulnérabilité et à reconnaître que nous sommes tous interconnectés dans le tissu de la vie.

CHAPITRE II - L'éveil spirituel et la connexion à quelque chose de plus grand

Exercice : imaginez-vous debout au bord de l'océan, regardant les vagues majestueuses se briser sur le rivage. Vous vous sentez tout petit devant la vaste étendue d'eau qui s'étend à perte de vue. C'est un moment où vous réalisez que vous faites partie d'un Univers bien plus grand que vous, quelque chose de mystérieux et puissant. L'éveil spirituel, c'est un peu comme cette expérience à la plage.

C'est quand vous prenez conscience que la vie ne se résume pas seulement à ce que vous pouvez voir et toucher. Il y a une dimension invisible, une énergie, une force qui anime tout. C'est comme si vous commenciez à écouter une mélodie subtile qui résonne à travers l'Univers.

Cet éveil vous connecte à quelque chose de plus grand que vous-même. Cela peut être appelé Dieu, l'Univers, la Source, ou peu importe le nom que vous lui donnez. **C'est comme si vous vous reliez à la racine de tout ce qui existe. Vous réalisez que vous êtes un maillon dans cette chaîne infinie de la vie.**

Cela apporte un profond sentiment de paix et de compréhension. Vous commencez à voir les défis de la vie sous un angle différent. Vous comprenez que tout a un sens, même si ce sens n'est pas toujours évident à première vue. Cela vous donne la force d'accueillir les difficultés avec une attitude de confiance et de sérénité.

L'éveil spirituel n'est pas quelque chose de magique qui se produit du jour au lendemain. C'est un voyage intérieur, une exploration de votre propre essence.

Cela peut survenir à la suite d'expériences profondes, de moments de réflexion profonde, ou simplement d'un désir sincère de comprendre le sens de la vie.

Quand vous vous éveillez spirituellement, vous réalisez que vous êtes plus qu'un simple individu dans un monde matériel. Vous êtes une âme reliée à un tissu plus vaste de réalité. Cela peut vous inspirer à vivre avec plus de compassion, de gratitude et de connexion avec tout ce qui vous entoure. C'est comme si vous découvriez une nouvelle dimension de l'existence, une dimension qui vous rappelle que vous faites partie d'un tout infini.

✸ <u>**Maintenant à vous**</u> (notez-le dans votre cahier)

Qu'avez-vous appris et retenu de ce chapitre ?

Signification du mot « aloha »

« Aloha » est un mot hawaïen qui a une signification profonde et multidimensionnelle. C'est bien plus qu'un simple salut, c'est une expression de l'esprit hawaïen et de la philosophie de vie. Voici ce que « aloha » représente :

- Amour : « aloha » signifie avant tout l'amour, l'amour inconditionnel, la compassion et la bienveillance envers les autres. C'est une manière d'exprimer et de partager l'amour avec ceux qui nous entourent.

- Affectueux : « aloha » est un signe d'affection et de respect envers les autres. C'est une façon chaleureuse de montrer que l'on se soucie des personnes à qui l'on s'adresse.

- Acceptation : le mot « aloha » implique également l'acceptation des autres tels qu'ils sont, sans jugement ni préjugé. C'est reconnaître la diversité et la beauté de chaque individu.

- Harmonie : « aloha » évoque l'idée de vivre en harmonie avec la nature, avec les autres et avec soi-même. C'est chercher l'équilibre et la paix dans tous les aspects de la vie.

- Joyeux : « aloha » transmet une attitude joyeuse et positive envers la vie. C'est célébrer chaque instant et trouver de la joie dans les petites choses.

- Générosité : lorsque vous dites « aloha », vous offrez une part de vous-même à quelqu'un d'autre. C'est un acte de générosité et de partage.

- <u>Hospitalité</u> : à Hawaï, « aloha » est également associé à l'hospitalité. C'est accueillir les autres avec ouverture et respect, en faisant en sorte qu'ils se sentent les bienvenus.

En somme, « aloha » est une expression profonde de l'esprit hawaïen, véhiculant des valeurs de respect, d'amour, d'harmonie et de joie. C'est un rappel puissant de la manière dont nous pouvons vivre et interagir les uns avec les autres pour créer un monde meilleur.

<u>CHAPITRE IV - Se laisser porter</u>

« Danser avec la vie » est une expression qui invite à se laisser porter par les événements et les rencontres que la vie met sur notre chemin. Cela implique d'être présent à l'instant présent, de faire confiance à son intuition, de lâcher prise sur le contrôle excessif, de cultiver une attitude positive et d'accepter les changements et les défis comme des opportunités d'apprentissage et de croissance.

Cette expression peut également être comprise comme une métaphore pour la danse elle-même, qui est une activité qui permet de se connecter à son corps, de s'exprimer librement et de vivre pleinement le moment présent. En dansant, on peut ressentir de la joie, de la légèreté, de l'énergie et de la créativité.

Danser avec la vie, c'est adopter une attitude d'ouverture et de confiance envers l'existence, et être prêt à vivre pleinement toutes les expériences que la vie a à offrir.

Mon expérience pendant le confinement

Au début du confinement, j'entends ma petite voix intérieure, me demandant de travailler dans l'énergétique. Personnellement, je ne savais pas comment faire. J'ai alors posté un message sur un groupe Facebook pour avoir des conseils. Une amie me propose de commencer par magnétiser une clémentine.

OK, mais comment faire ?

À ce moment précis, ma voisine sonne à la porte. Je lui demande si par hasard elle n'avait pas des clémentines et elle me répondit que oui et m'en offrit une.

J'ai donc essayé la technique pour magnétiser une clémentine et, à ma grande surprise, ça a fonctionné à merveille. Au bout de dix jours, elle était magnétisée et je l'ai conservée intacte pendant trois ans pour la montrer aux personnes à qui j'en parlais, comme « preuve », puis je m'en suis séparé, n'ayant rien à prouver à qui que ce soit, ma parole devait suffire. Et si vous en doutez, faites comme moi, expérimentez-le.

_._

Suite à cela, tout en a découlé naturellement. Une amie cherchait une salle pour faire des ateliers pour se former aux soins LAHOCHI, elle accepta de le faire chez moi et je fus formée.

Aujourd'hui, je conscientise à chaque instant la présence de l'énergétique en moi et tout autour de moi.

✳ Maintenant à vous (notez-le dans votre cahier)

Qu'avez-vous appris et retenu de ce chapitre ?

CHAPITRE V - La sagesse

La sagesse est une qualité profonde et éclairée qui va au-delà de la simple connaissance intellectuelle. Elle découle de l'expérience, de la réflexion et de la compréhension de la vie et de ses aspects complexes.

La sagesse implique une perspective plus large, une compréhension profonde des choses et une capacité à prendre des décisions éclairées.

La sagesse ne se limite pas à la simple accumulation de faits ou de données, mais elle intègre également les valeurs morales, éthiques et spirituelles. Elle implique souvent une ouverture d'esprit, un discernement et une capacité à voir au-delà des apparences. Elle peut être développée au fil du temps grâce à l'expérience personnelle, à l'apprentissage des leçons de la vie, à la méditation, à la réflexion profonde et à l'écoute attentive des autres. Elle peut également être transmise à travers les enseignements des anciens, des mentors et des traditions spirituelles.

La sagesse peut aider à résoudre des problèmes complexes, à trouver un sens plus profond dans la vie et à cultiver des relations positives avec les autres.

Il s'agit donc d'un voyage intérieur vers une compréhension plus profonde de la vie, de soi-même et des autres, et cette qualité peut contribuer à une vie plus épanouissante et significative.

À son niveau le plus fondamental, elle repose sur la capacité à percevoir la réalité avec clarté et profondeur. La sagesse implique une profonde compréhension des vérités universelles et des lois qui régissent l'existence.

Voici quelques **aspects fondamentaux de la sagesse** :

- Compréhension de l'impermanence : la sagesse reconnaît que rien n'est permanent dans ce monde. Tout est en constante évolution et transformation. Cette compréhension aide à lâcher prise et à éviter de s'attacher excessivement aux choses matérielles et aux émotions passagères.

- Acceptation du changement : la sagesse permet de voir le changement comme une partie naturelle de la vie. Plutôt que de résister au changement, la sagesse nous encourage à nous adapter avec souplesse aux nouvelles situations et aux défis.

- Développement de la compassion : la sagesse engendre une compassion profonde envers tous les êtres vivants. En comprenant la souffrance inhérente à la condition humaine, nous sommes plus enclins à agir avec gentillesse, compassion et altruisme envers les autres.

- Recherche de la vérité : la quête de la vérité et de la connaissance est au cœur de la sagesse. Cela inclut l'exploration des aspects les plus profonds de la réalité, ainsi que la remise en question des croyances et des perceptions limitées.

- Équanimité : la sagesse nous aide à maintenir un équilibre émotionnel, même face aux hauts et aux bas de la vie. Elle nous permet de faire preuve de calme et de stabilité en toutes circonstances.

- Alignement avec le bien commun : la sagesse oriente nos actions vers le bien commun et le bien-être de tous, plutôt que vers des intérêts égoïstes. Elle encourage à agir de manière éthique et responsable.

- Humble reconnaissance de l'inconnu : malgré toute la sagesse acquise, elle nous rappelle que l'Univers est vaste et complexe, et qu'il y a toujours plus à apprendre. Cela nous encourage à rester modestes et ouverts à l'apprentissage continu.

La sagesse est donc une approche profonde et éclairée de la vie, basée sur une compréhension holistique de la réalité et une connexion intime avec les principes fondamentaux qui guident l'Univers.

✱ **Maintenant à vous** (notez-le dans votre cahier)

Qu'avez-vous appris et retenu de ce chapitre ?

CHAPITRE VI : Retrouver sa liberté d'être, toutes les portes sont ouvertes

Retrouver sa liberté est un processus personnel et unique pour chaque individu.

Retrouver sa liberté d'être est un chemin essentiel vers la guérison et l'épanouissement personnel. **Cela signifie se libérer des contraintes intérieures et extérieures qui limitent notre authenticité et notre bien-être.**

Voici quelques outils pour retrouver sa liberté d'être :

- Auto-réflexion : prenez le temps de vous connaître véritablement. Identifiez vos valeurs, vos passions, vos désirs profonds et vos croyances limitantes. Cela vous aidera à comprendre ce qui est authentique pour vous.

- <u>Acceptation</u> : acceptez-vous tel que vous êtes, avec vos qualités et vos imperfections. Ne vous jugez pas durement. Apprenez à vous aimer et à vous traiter avec bienveillance.

- <u>Lâchez-prise</u> : lâchez les attentes et les pressions que vous vous imposez, ainsi que celles imposées par les autres. Laissez aller le besoin de plaire ou de répondre aux normes de la société.

- <u>Exprimez-vous</u> : trouvez des moyens sains d'exprimer vos émotions, vos pensées et vos besoins. Que ce soit à travers l'écriture, l'art, la danse ou la communication verbale, trouvez ce qui vous aide à vous libérer.

- <u>Sortez de votre zone de confort</u> : essayez de nouvelles expériences qui vous mettent au défi et vous permettent de vous découvrir sous un nouvel angle. Cela peut renforcer votre confiance en vous et vous aider à vous connaître davantage.

- <u>Fixez des limites</u> : apprenez à dire « non » lorsque cela est nécessaire. Fixez des limites saines dans vos relations et dans vos engagements, en veillant à respecter vos besoins et votre bien-être.

- <u>Pratiquez la pleine conscience</u> : soyez conscient de vos pensées, de vos émotions et de vos actions dans le moment présent. Cela vous aide à éviter de vous perdre dans des schémas de pensée négatifs ou dans des soucis inutiles.

- <u>Éliminez les influences négatives</u> : identifiez les personnes, les environnements et les activités qui drainent votre énergie ou qui vous empêchent d'être vous-même. Faites des choix conscients pour vous entourer de positivité.

- Cultivez la confiance en vous : reconnaissez vos succès passés et vos compétences. Cela renforcera votre estime de soi et vous encouragera à suivre vos aspirations.

- Pratiquez l'amour-propre : prenez soin de vous physiquement, émotionnellement et mentalement. Prenez du temps pour les activités qui vous nourrissent et vous apportent de la joie.

- Visualisation positive : visualisez-vous en train de vivre la vie que vous désirez, en vous sentant libre et épanoui. La visualisation peut renforcer votre intention et créer un état d'esprit positif.

- Entourez-vous de soutien : partagez votre démarche avec des amis, de la famille ou un thérapeute en qui vous avez confiance. Le soutien social peut vous aider à maintenir votre motivation.

- Progression graduelle : retrouver sa liberté d'être est un processus. Soyez patient avec vous-même et célébrez chaque petit pas vers l'authenticité.

- Restez ouvert au changement : soyez prêt à évoluer et à vous adapter à mesure que vous découvrez de nouvelles facettes de vous-même. Le changement est une partie naturelle de la croissance.

- Acceptation de soi : en embrassant qui vous êtes réellement, vous apprenez à vous accepter avec vos forces et vos faiblesses. Cela favorise la guérison intérieure en transformant l'autocritique en bienveillance envers vous-même.

- Réduction du stress : la liberté d'être permet de réduire le stress lié à la pression de répondre aux attentes des autres. Vous vivez dans l'instant présent plutôt que de vous préoccuper de l'avenir ou de ressasser le passé.

- Croissance personnelle : retrouver sa liberté d'être implique un processus de croissance personnelle continu. Cela vous pousse à vous découvrir constamment, à élargir vos horizons et à évoluer vers une version meilleure et plus épanouissante de vous-même.

Accordez-vous le temps nécessaire pour vous reconnecter à vos aspirations profondes, à vos valeurs et à vos désirs authentiques.

Qu'est-ce que cela nous apporte ?

- Authenticité : en retrouvant votre liberté d'être, vous pouvez vous connecter à votre véritable essence. Vous n'avez plus besoin de vous conformer aux attentes des autres ou de jouer un rôle pour être accepté. Vous pouvez vous exprimer et agir en accord avec vos valeurs et vos désirs authentiques.

- Bien-être émotionnel : se sentir libre d'être vous-même permet de libérer des émotions refoulées et de guérir les blessures émotionnelles. Vous pouvez reconnaître et traiter ces émotions au lieu de les réprimer, favorisant ainsi votre bien-être émotionnel.

- Confiance en soi : la liberté d'être renforce la confiance en soi-même. Vous croyez en vos propres choix, en votre capacité à prendre des décisions éclairées et à faire face aux défis de manière efficace.

- <u>Relations authentiques</u> : lorsque vous êtes libre d'être vous-même, vous attirez des relations authentiques basées sur la véritable compréhension et l'acceptation mutuelle. Vous pouvez vous engager dans des relations qui vous soutiennent dans votre cheminement vers la guérison.

- <u>Expression créative</u> : retrouver sa liberté d'être libère également votre créativité. Vous pouvez explorer différentes formes d'expression artistique, que ce soit par l'art visuel, la danse, l'écriture ou d'autres moyens, ce qui peut être thérapeutique et libérateur.

- <u>Acceptation de soi</u> : en embrassant qui vous êtes réellement,

vous apprenez à vous accepter avec vos forces et vos faiblesses.

Cela favorise la guérison intérieure en transformant l'autocritique en bienveillance envers vous-même.

- <u>Réduction du stress et croissance personnelle</u> : s'autoriser à vivre dans le présent, nous offre la possibilité de changer son regard sur ce que nous vivons.

Retrouver sa liberté d'être demande du temps et de l'engagement envers soi-même. Chaque étape compte, et chaque effort que vous investissez dans cette démarche vous rapproche davantage de l'authenticité, de la guérison et de l'épanouissement.

✻ <u>Maintenant à vous</u> (notez-le dans votre cahier)

- Qu'avez-vous appris et retenu de ce chapitre ?

- Qu'avez-vous appris et retenu de cette porte ?

PORTE 22

TRAVERSER SES PROPRES PORTES

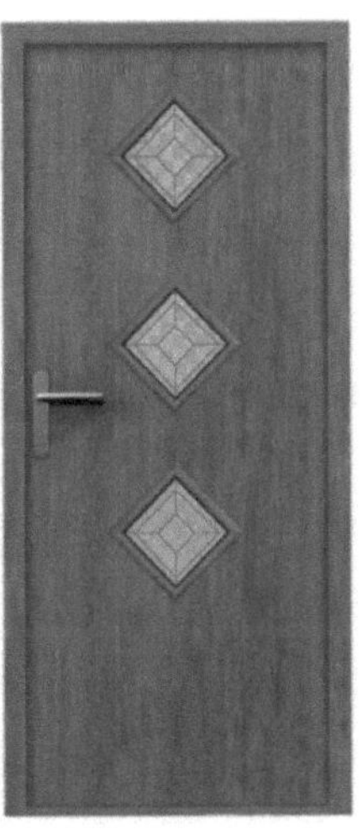

…Invitation à ouvrir…

L'exemple du film *Narnia*

Ce film relate l'histoire de quatre enfants londoniens pendant la seconde guerre mondiale. Ils pénètrent dans une armoire magique qui les propulse dans le monde fabuleux de Narnia peuplé de nains et de géants.

Le passage d'un monde à un autre, comme on le voit dans ce film, se fait à travers diverses étapes.

En premier par la découverte de la porte : les protagonistes du récit (les enfants Pevensie) découvrent une armoire ancienne dans la maison où ils vivent. Ils ne savent pas, à ce stade, qu'elle est magique.

Ils décident, par curiosité, d'explorer l'armoire et se cachent à l'intérieur. Alors qu'ils sont à l'intérieur de l'armoire, ils commencent à avancer, comme s'ils traversaient un tunnel.

Ensuite, vient l'arrivée dans le monde de Narnia : en avançant dans l'armoire, les enfants passent d'un monde normal, semblable à l'Angleterre, à Narnia, un monde magique habité par des créatures fantastiques. C'est un endroit très différent de ce qu'ils ont connu auparavant.

Puis le retour : lorsqu'ils retournent à l'armoire et marchent en sens inverse, ils reviennent à leur monde d'origine.

Dans ce cas précis, l'armoire sert de **passage entre deux mondes**. Il s'agit d'un élément clé de l'histoire et d'un moyen de transition entre les deux réalités. Il est important de noter que dans d'autres histoires, les passages entre les mondes peuvent varier considérablement. Par exemple, on peut passer d'un monde à l'autre en franchissant un miroir, en utilisant un portail magique, en voyageant dans le temps, ou de nombreuses autres manières imaginatives en fonction de la créativité de l'auteur. Le passage d'un monde à un autre est un élément fréquemment utilisé dans la littérature fantastique pour créer des aventures et explorer des mondes différents.

Alors, qui sommes-nous vraiment ?

CHAPITRE I - <u>Êtres multidimensionnels</u>

L'idée que nous sommes des êtres multidimensionnels est une notion qui se retrouve souvent dans les domaines de la philosophie, de la spiritualité et de la métaphysique. Elle suggère que notre existence ne se limite pas à la réalité physique que nous percevons avec nos sens, mais qu'elle englobe plusieurs dimensions ou niveaux de réalité.

Voici quelques concepts associés à cette idée.

- <u>La dimension physique</u> : il s'agit du monde que nous percevons avec nos sens physiques. C'est la réalité tangible faite de matière, d'espace et de temps.

- <u>La dimension émotionnelle</u> : notre expérience émotionnelle et nos états d'âme forment une autre dimension de notre être. Nos émotions peuvent influencer notre réalité et notre perception.

- <u>La dimension mentale</u> : notre pensée, notre intellect et notre conscience forment une dimension mentale. Nos pensées créent notre propre réalité mentale et peuvent également avoir un impact sur notre réalité physique.

- <u>La dimension spirituelle</u> : la dimension spirituelle concerne notre nature spirituelle ou transcendante. Elle englobe des concepts tels que l'âme, la conscience universelle, la connexion avec le divin, ou même la réincarnation, selon les croyances individuelles.

- <u>Les dimensions supérieures</u> : certains systèmes de croyances permettent l'existence de dimensions supérieures ou de niveaux de réalité au-delà de notre compréhension actuelle. Cela peut inclure des idées telles que des mondes parallèles, des plans astraux, ou d'autres réalités non physiques.

L'idée que nous sommes des êtres multidimensionnels reflète la complexité de l'expérience humaine et le potentiel pour une compréhension plus profonde de soi et de l'Univers. Cela souligne également l'idée que notre réalité est plus riche et plus vaste que ce que nos sens physiques peuvent percevoir.

✳ **<u>Maintenant à vous</u>** (notez-le dans votre cahier)

Qu'avez-vous appris et retenu de ce chapitre ?

CHAPITRE II - La mort

Dans la dimension physique, la mort est un événement inévitable et universel qui marque la fin de la vie. Elle est un sujet profondément complexe, ayant des connotations émotionnelles, philosophiques, religieuses et culturelles variées.

Voici quelques points clés à considérer concernant la mort.

- **La mort comme fin de la vie** : d'un point de vue biologique, la mort est le moment où les fonctions vitales d'un organisme cessent, entraînant la perte de la vie. Cela inclut l'arrêt du rythme cardiaque, de la respiration et de l'activité cérébrale.

- **Les croyances culturelles et religieuses** : les croyances sur ce qui se passe après la mort varient considérablement selon les cultures et les religions. Certaines personnes croient en la réincarnation, d'autres en une vie après la mort, et d'autres encore en une cessation complète de l'existence.

- **La mort comme transition** : pour certaines personnes, la mort est perçue comme une transition vers un autre état d'existence ou un au-delà. Cette perspective est souvent associée aux croyances spirituelles ou religieuses.

- **Le deuil** : la mort d'un être cher peut déclencher un processus de deuil, qui est une réaction émotionnelle complexe comprenant le choc, le déni, la colère, la tristesse et finalement l'acceptation. Le deuil est une réaction naturelle à la perte.

- **La philosophie de la mort** : la philosophie aborde des questions profondes sur la signification de la mort, la nature de l'existence et de la conscience. Les philosophes ont formulé diverses théories sur la mort et son impact sur la vie.

- <u>L'importance de la mort dans la vie</u> : la conscience de la mort peut influencer la façon dont nous vivons nos vies. Pour certaines personnes, la prise de conscience de la finitude de la vie les pousse à vivre plus consciemment et à apprécier davantage chaque instant.

- <u>L'accompagnement en fin de vie</u> : les soins palliatifs et l'accompagnement en fin de vie sont des domaines de la médecine qui se concentrent sur la qualité de vie des patients en phase terminale et sur le soutien de leurs proches.

En fin de compte, la mort est un sujet complexe et inévitable, et la manière dont nous la comprenons et l'acceptons dépend largement de nos expériences personnelles, de nos croyances et de notre culture. C'est un domaine qui a inspiré des réflexions profondes, des discussions et des débats à travers les âges.

✳ <u>Maintenant à vous</u> (notez-le dans votre cahier)

Qu'avez-vous appris et retenu de ce chapitre ?

CHAPITRE III - Mourir pour mieux renaître

A - Le passage de la chenille au papillon

Le passage de la chenille au papillon est une métaphore souvent utilisée pour décrire un processus de transformation personnelle ou de métamorphose. Il illustre le concept de changer et de se développer, tout comme une chenille subit une transformation radicale pour devenir un papillon.

Voici comment cette métaphore peut s'appliquer à la croissance personnelle.

- **La chenille** : au début de son parcours, la chenille représente l'état actuel d'une personne. C'est souvent le stade où l'on se sent limité, enfermé ou insatisfait de sa situation. La chenille vit au sol, se déplaçant lentement et étant principalement préoccupée par les besoins de base.

- **Le cocon** : pour se transformer en papillon, la chenille construit un cocon autour d'elle. Dans le contexte de la croissance personnelle, cela pourrait représenter une période de réflexion, d'auto-exploration, voire de crise, où l'on remet en question sa vie, ses croyances et ses objectifs.

- **La métamorphose** : à l'intérieur du cocon, la chenille subit une transformation totale. Ses cellules se réorganisent pour créer un nouvel être. De même, lors d'une croissance personnelle, on peut subir des changements profonds au niveau émotionnel, mental et spirituel.

- **Le papillon** : finalement, la chenille émerge du cocon sous la forme d'un papillon. Celui-ci prend son envol, explore de nouveaux horizons et est désormais libre de voyager dans le monde.

Dans le contexte de la croissance personnelle, cela représente un individu transformé, qui a acquis une nouvelle perspective sur la vie, une plus grande conscience de soi et une plus grande liberté d'être et de choisir. Le passage de la chenille au papillon rappelle que cette croissance nécessite parfois de traverser des moments difficiles, de s'auto-observer, de remettre en question ses habitudes et ses croyances, et de faire des choix qui conduisent à une transformation positive. C'est un processus qui demande du temps, de la patience et de l'effort, mais qui peut finalement mener à une plus grande authenticité, sagesse et liberté personnelle.

B - <u>Se reconnecter à toutes nos facettes</u>

Se reconnecter à toutes nos facettes signifie explorer et intégrer tous les aspects de notre être, qu'ils soient conscients ou inconscients. C'est un processus qui vise à une compréhension et une acceptation plus profonde de soi.

Voici quelques points clés pour se reconnecter à toutes nos facettes.

- <u>Autoconnaissance</u> : commencez par une exploration intérieure pour mieux comprendre qui vous êtes. Cela implique de réfléchir à vos pensées, émotions, croyances, valeurs, besoins et désirs. Soyez ouvert à l'auto-observation et à l'introspection.

- <u>Acceptation de soi</u> : acceptez toutes les parties de vous-même, même celles que vous pourriez considérer comme des défauts ou des faiblesses.

L'acceptation de soi est une étape cruciale pour se reconnecter à toutes ses facettes.

- Travail sur les ombres : les « ombres » représentent les parties de vous que vous avez peut-être refoulées ou niées. Il peut s'agir de peurs, de traumatismes passés, de schémas de comportement destructeurs, etc. Explorer ces ombres et travailler à les intégrer est essentiel.

- Développement personnel : engagez-vous dans un travail de développement personnel pour cultiver toutes les facettes de votre être. Cela peut inclure la croissance émotionnelle, spirituelle, intellectuelle, physique, etc.

- Équilibre : recherchez un équilibre entre les différentes facettes de votre vie. Par exemple, assurez-vous que votre travail ne domine pas votre vie personnelle ou que vos aspirations spirituelles ne sont pas négligées.

- Communication : communiquez ouvertement avec vous-même. Tenez un journal, pratiquez l'autodialogue ou cherchez le soutien d'un professionnel de la santé mentale pour explorer et comprendre vos pensées et vos émotions.

- Relation avec les autres : les relations avec les autres sont un reflet de la relation que vous avez avec vous-même. Travailler sur votre relation avec les autres peut vous aider à mieux comprendre vos propres facettes et à les intégrer. Rappelez-vous que l'autre est soit un guide, soit un miroir.

- Pratiques de pleine conscience : la méditation et la pleine conscience peuvent vous aider à vous connecter à vos sensations, à vos émotions et à vos pensées de manière plus profonde.

- <u>Accepter le changement</u> : soyez ouvert au changement et à l'évolution de vos différentes facettes. Vous n'êtes pas statique et il est normal que certaines facettes de vous évoluent avec le temps.

- <u>Autonomie</u> : prenez des décisions en fonction de ce qui résonne avec vos différentes facettes, plutôt que de vous conformer aux attentes extérieures. Soyez l'architecte de votre propre vie.

La reconnexion à toutes vos facettes est un voyage continu. Cela peut vous aider à vous sentir plus complet, authentique et en paix avec vous-même.

✳ <u>Maintenant à vous</u> (notez-le dans votre cahier)

Qu'avez-vous appris et retenu de ce chapitre ?

Quelle(s) nouvelle(s) action(s) pouvez-vous mettre en place dans votre vie à partir de maintenant ?

CHAPITRE IV - Les différents mondes de l'invisible

Lorsque l'on parle des différents mondes de l'invisible, on se réfère généralement à des concepts liés à la spiritualité, à la métaphysique et à la croyance en des réalités qui ne sont pas directement perceptibles par nos sens physiques.

Voici quelques-uns de ces mondes de l'invisible qui sont souvent évoqués dans diverses traditions et croyances.

- <u>Le monde spirituel</u> : ce monde est associé aux esprits, aux anges, aux guides spirituels, aux ancêtres et aux entités spirituelles. Il est considéré comme un royaume où les âmes résidentes après la mort physique. À travers leurs croyances, ils pensent souvent que les esprits peuvent communiquer avec le monde physique et apporter protection, conseils ou réconfort.

- <u>Le monde des rêves</u> : les rêves sont souvent privilégiés, étant un espace où l'esprit peut voyager en dehors des limites du corps. Dans certaines cultures, les rêves sont interprétés comme des messages de l'inconscient ou des révélations spirituelles. Les rêves peuvent être perçus comme un lien avec un monde invisible de symboles et de significations.

- <u>Le monde astral</u> : selon certaines croyances ésotériques, l'astral est un plan intermédiaire entre le monde physique et le monde spirituel. C'est un lieu où l'âme peut voyager lors de sorties hors du corps. On pense que c'est un espace où les rencontres avec d'autres entités et la manifestation de pensées et d'émotions sont possibles.

- <u>Le monde des énergies</u> : ce monde invisible est associé aux énergies, aux vibrations et aux champs énergétiques. Il comprend des concepts tels que le chi en médecine traditionnelle chinoise et les chakras dans la spiritualité hindoue. Les praticiens de disciplines comme la méditation et le reiki cherchent à travailler avec ces énergies pour influencer la santé et le bien-être.

- <u>Le monde des archétypes</u> : selon la psychologie analytique de Carl Jung, les archétypes sont des modèles universels d'expérience humaine qui résident dans l'inconscient collectif. Ils sont perçus comme des forces puissantes qui influencent la psyché.

- <u>Le monde de l'invisible dans la nature</u> : certains croient que la nature elle-même est habitée par des esprits, des fées, des génies ou des divinités mythiques. Ces entités sont perçues comme invisibles, mais elles sont censées interagir avec le monde naturel et peuvent être honorées ou contactées par le biais de rituels ou de pratiques spirituelles.

Ces différents mondes de l'invisible varient en fonction des cultures, des croyances et des traditions spirituelles. Pour certains, ce sont des réalités tangibles et influentes, tandis que d'autres les considèrent comme des métaphores ou des symboles. En fin de compte, la perception de ces mondes de l'invisible dépend de la vision du monde de chaque individu et de ses croyances.

✳ <u>**Maintenant à vous**</u> (notez-le dans votre cahier)

Qu'avez-vous appris et retenu de ce chapitre ?

CHAPITRE V - <u>Êtres immortels</u>

Et si nous étions des êtres immortels et que nous pouvions communiquer entre différents mondes avec aisance ?

La croyance en l'immortalité de l'âme et en la possibilité de communiquer entre différents mondes ou dimensions est une notion présente dans de nombreuses traditions spirituelles et religieuses à travers le monde. Cette croyance suggère que notre essence spirituelle est éternelle et que la mort physique n'est qu'une transition vers un autre état d'existence.

Voici quelques éléments clés liés à cette croyance.

- <u>Immortalité de l'âme</u> : selon cette croyance, l'âme ou l'essence spirituelle de l'individu est éternelle et ne meurt pas avec le corps physique. À la mort du corps, l'âme continue son voyage dans d'autres plans ou dimensions.

- <u>Communication avec d'autres mondes</u> : certains croient que les êtres humains peuvent communiquer avec des mondes ou des dimensions spirituelles. Cela peut se faire par le biais de la méditation, de la prière, de rêves, de la canalisation ou d'autres pratiques spirituelles.

- <u>Guides spirituels</u> : certains croient en l'existence de guides spirituels ou d'anges qui veillent sur les êtres humains. Ces entités spirituelles peuvent servir de pont entre différents mondes et offrir des conseils et une protection.

- <u>Réincarnation</u> : dans certaines croyances, l'âme se réincarne dans de nouveaux corps après la mort, poursuivant ainsi son voyage à travers de multiples vies terrestres.

- <u>Expérience de sortie de corps</u> : certains individus prétendent avoir vécu des expériences de sortie de corps, où leur conscience quitte temporairement leur corps physique et explore d'autres réalités.

- <u>Médiumnité</u> : les médiums prétendent être capables de communiquer avec des âmes décédées ou des entités spirituelles et de transmettre des messages entre les mondes.

Il est important de noter que ces croyances varient considérablement d'une culture à l'autre et d'une tradition religieuse à l'autre. Elles sont souvent associées à des systèmes de croyances spécifiques et ne sont pas universellement acceptées. Certaines personnes trouvent du réconfort et de la guidance dans ces croyances, tandis que d'autres les considèrent avec scepticisme. La question de l'immortalité de l'âme et de la communication entre les mondes reste un sujet de débat et de réflexion profondes même si la science admet être incapable de tout expliquer.

Mon expérience la plus transformatrice avec l'invisible

En 2015, ma sœur Patricia est malheureusement décédée à l'âge de 51 ans suite à deux cancers.

L'année suivante, j'ai eu le privilège d'assister à une conférence de médiumnité réalisée par mon amie Marie (son nom professionnel est Madelph) et ma vision sur le monde invisible en a été transformée.

Ma sœur Patricia a communiqué avec moi par son intermédiaire et tout a alors changé.

Elle m'a parlé d'expériences dont seules elle et moi étions au courant, ce qui m'a immédiatement connectée avec elle car il ne pouvait y avoir de doutes sur le fait que c'était bien elle qui se présentait à nous.

Madelph nous avait précisé que ma sœur Patricia s'était présentée plusieurs fois à elle afin d'intervenir et que comme elle me connaissait, elle n'avait pas retenu son message. Et Patricia lui aurait dit que ce n'était pas juste car c'était important que j'entende ce qu'elle avait à me dire.

Et elle avait raison.

Après avoir indiqué à deux reprises des expériences de vies que seulement Patricia et moi pouvions nous rappeler, cette dernière me fait remarquer que j'ai été faire des courses cette semaine, que j'ai acheté de l'huile d'olive et qu'elle était avec moi dans le magasin. Il était vrai que j'avais acheté de l'huile d'olive cette semaine-là.

Puis, elle demanda par l'intermédiaire de Madelph : « Et qu'est-ce que tu fais avec ton huile ? »

Sur le coup, je ne comprenais pas et ce n'est qu'en rentrant chez moi que j'ai compris et éclaté en sanglots.

Depuis quelques années, depuis que je vis seule, j'ai pris l'habitude de dessiner des cœurs avec l'huile d'olive au fond de mes poêles ou casseroles en cuisinant.

Patricia m'envoyait un clin d'œil car, dans sa maison, elle aimait mettre des cœurs partout.

En réalisant qu'en définitive, nous étions TOUJOURS très bien accompagnés au quotidien par nos guides, nos êtres chers (et bien sûr la source), je me suis effondrée de larmes de gratitude.

C'est depuis ce jour que je les ressens et communique régulièrement avec eux. Je demande quotidiennement l'aide et *les conseils de mes guides ou de la source. Ils font partie de ma vie.*

✱ <u>Maintenant à vous</u> (notez-le dans votre cahier)

Qu'avez-vous appris et retenu de ce chapitre ?

<u>CHAPITRE VI - Ma Merkaba</u>

J'ai toujours été attirée par les géométries sacrées et la Merkaba s'est imposée à moi en 2021, lors d'un stage de création d'un objet en vitrail. Je me suis laissée inspirer le matin même avant de partir, en imprimant différents dessins et ce n'est qu'en début de l'atelier que mon choix était fait comme une évidence. J'allais créer ma Merkaba.

Depuis, ma Merkaba m'accompagne dans tous les salons et conférences.

Définition

Le nom Merkaba signifie en hébreu « char », qui signifie « être assis, être porté, monter sur un cheval ou un char ».

La Merkaba (*merkavah*), qui signifie aussi « lumière-esprit-corps », est un thème du mysticisme juif en lien avec la vision du trône céleste et du char divin. Elle est considérée comme la représentation tridimensionnelle de l'étoile à six branches du sceau de Salomon et représente la rencontre entre le divin et l'homme ou peut-être la rencontre entre notre divinité.

C'est le chariot d'ascension ou le véhicule de l'âme.

Selon certains auteurs, la Merkaba est considérée comme un « véhicule spirituel » ou un « corps de lumière » présent en chacun de nous, qui, une fois activé, permettrait de voyager au-delà de la vitesse de la lumière et des limites du temps, dans l'Univers et ses différentes dimensions. Certains pensent même que cette capacité était utilisée dans l'Antiquité, notamment par les Égyptiens.

La Merkaba détient les deux principes fondamentaux de la vie, à savoir l'union des deux pyramides représentant le féminin et le masculin, à partir desquels émergent les cinq éléments : la terre, l'eau, le feu, l'air et l'éther. La Merkaba est également la représentation de l'énergie vitale, appelée *chi* ou *prana* selon les traditions. En activant notre Merkaba, nous pouvons ouvrir nos centres énergétiques, y compris nos chakras, afin d'absorber davantage de lumière. Cette action permet notamment d'accéder à des plans supérieurs et de se concentrer naturellement sur nos objectifs les plus élevés.

Pour moi, pour l'avoir expérimentée de différentes manières, je la considère comme un moyen efficace de voyager à travers les temps et les espaces et je suis convaincue que cette connexion est primordiale pour retrouver vitalité, guérison, paix et complétude.

Alors qu'attendons-nous pour la réactiver et ainsi retrouver nos capacités de connexion entre le ciel et la Terre par l'intermédiaire de la décristallisation et de l'activation de notre glande pinéale, notre émetteur-récepteur dont j'ai parlé dans la Porte 1 ?

En conclusion, pour « traverser ses propres portes », que nous utilisions notre Merkaba, la méditation, le sport, la communication avec d'autres mondes, quels qu'ils soient, ou bien autres techniques, l'essentiel, à mon avis, est de tester et de **choisir l'outil qui nous invitera à notre propre introspection.**

✳ <u>**Maintenant à vous**</u> (notez-le dans votre cahier)

Qu'avez-vous appris et retenu de ce chapitre ?

Qu'avez-vous appris et retenu de cette porte ?

<u>ÉPILOGUE</u>

Nous venons de traverser ensemble ces 22 merveilleuses portes vers la guérison.

Nous avons vu que cela demande du courage et de l'énergie.

Croyez en votre capacité innée à guérir.
Tout est une question de choix.
Tout est en nous.
Les forces sont en nous.
Alors allez-y, je vous invite à passer à l'action dès aujourd'hui.

On ne peut changer l'autre, alors occupons-nous de nous.

L'autre n'est que le miroir ou le guide de qui l'on est.

C'est de notre devoir, de notre responsabilité et de la responsabilité de tous de nous rendre et de rendre le monde meilleur.

Observez, prenez conscience et transmutez vos énergies.

Nous avons vu qu'il était vital de commencer par faire la paix avec soi-même et avec son passé, d'observer nos pensées, de les accueillir, de transmuter nos croyances limitantes et erronées qui ne nous appartiennent pas forcément. Réapprenons à communiquer. Nourrissons-nous du vivant, de l'espoir et connectons-nous à notre intuition et à notre corps. Augmentons notre vibration et laissons s'exprimer notre cœur.

Changeons notre regard sur nous, sur la vie et prenons confiance et conscience que le changement ne pourra se faire qu'en nous, puis autour de nous.

Je vous encourage de tout cœur à mettre en pratique les enseignements de ce livre qui vous seront utiles et je vous encourage vivement à les répéter, répéter et répéter, encore et encore, jusqu'à ce que la transformation soit parfaitement ancrée en vous.

Si j'ai réussi, vous le pouvez aussi, j'ai confiance en chacun de vous.

Prenons l'exemple de **Nelson Mandela**. Cet homme **de cœur et de valeurs** a mis fin au régime de séparation des Noirs et des Blancs. Il s'est battu contre l'Apartheid, et s'est également battu aussi pour une chose : **un monde meilleur, dans lequel on respecte la liberté, la justice et la dignité pour chaque individu.**

Sachez que toutes ces souffrances, toutes ces maltraitances que j'ai vécues, tous ces désespoirs surmontés ont un sens.

Je me suis sentie extrêmement mal à maintes reprises. J'ai sincèrement déployé tant d'énergie dans de multiples démarches pour rester en lien avec mes filles, malgré tant d'acharnements rencontrés sur mon chemin et J'AI RÉUSSI.

Je me suis reconnectée à une force vitale intérieure qui m'a dit : « Allez, réagis ! Tu dois le faire pour tes filles et pour l'humanité » et j'ai tenu bon, même si c'était insoutenable à maintes reprises.

Faites comme moi, donnez un sens à votre vie et, si ce n'est pas pour vous, faites-le pour les autres.

Pour moi, c'était un challenge que d'écrire ce livre. Il m'a vraiment fait sortir de ma zone de confort et je suis fière aujourd'hui d'avoir réussi à aller jusqu'au bout.

Ces « merveilleuses » portes…

En langue des oiseaux, « mère-veilleuse »…

Je l'ai fait avant tout pour moi mais aussi pour mes filles, car quel exemple auraient-elles eu de leur mère si je les avais abandonnées ?

Je me suis laissée frapper par ma famille et maltraiter par beaucoup de personnes dans ma vie.

Même si je reprends 100 % de ma part de responsabilité et redonne à l'autre aussi 100 % de sa part de responsabilité, je remercie du fond du cœur la vie car c'est grâce à tout ce qui m'est arrivé que je me sens si forte aujourd'hui et si fière de moi, car je me respecte de plus en plus. Mon devoir est de montrer l'exemple à mes filles, afin qu'elles aussi se fassent respecter dans leur vie.

Et j'ai réussi, par amour de moi, de mes filles, de l'humanité et de l'Univers.

Personne au monde n'a le droit de vous priver de **votre liberté d'être**, de vous violenter ou encore vous manquer de respect.

Sortons à notre rythme de cet état d'**esclavage moderne**, métro/boulot/dodo, où nous ne sommes considérés qu'en tant que producteurs et consommateurs et où nous nous déconnectons de notre essentiel : le lien avec les autres.

Reprenons notre pouvoir d'être humain et créons, en chacun de nous et ensemble, un monde meilleur, dans lequel la liberté, la justice et la dignité pour tout individu soient respectées.

Si mon livre peut inspirer ne serait-ce qu'une seule personne, je serai la plus heureuse au monde.

Soyez des personnes inspirantes, osez vous exprimer avec votre cœur, comme j'ose le faire, et laisser des écrits.

J'ai bien appris la leçon : « seuls les écrits restent ».

Soyez comme un poisson dans l'océan, traversez la maille du filet et laissez-vous porter par la vie, faites rayonner qui vous êtes vraiment au fond de vous. VIVEZ !!!

Vous et vous seul savez ce qui est bon et juste pour vous.

Est-ce ce monde que nous voulons transmettre à nos enfants ?

Moi, non.

On nous a fait croire que nous n'étions pas grand-chose et cela nous a rendus malades.

NOUS SOMMES DES ÊTRES PUISSANTS.

Nous sommes chacun une partie du puzzle, responsables de ce qui se passe sur Terre et dans l'Univers. Sortons de la dualité à tous les niveaux. Occupons-nous de nous, c'est notre devoir de nous guérir si nous voulons voir le monde guérir.

Guérissez-vous et osez demander de l'aide.

J'ai confiance en vous tous. Trouvez un sens à votre vie, comme je l'ai fait.

Rendez votre chemin de vie utile.

Soyez la meilleure version de vous-même au moment présent.

J'ai foi en votre capacité de guérir et j'ai foi en la guérison de l'humanité.

Je crois fermement en la capacité d'auto-guérison.

Comme j'ai réussi ce changement, je suis persuadée que vous en êtes également capable.

Si chacun de nous suit tous ces conseils, il peut y arriver.

Il est important de prendre soin de soi et d'être à l'écoute de son corps et de ses émotions. Abandonnez à tout jamais le triangle de Karpman (victime/sauveur/persécuteur).

Prenez exemple sur d'autres êtres humains qui ont réussi à sortir de leur zone de confort. Par exemple, dans un article édité en 2022 : « Le n° 1 du top 10 des athlètes handisport les plus connus est Ibrahim Hamadou, premier homme à jouer au tennis de table avec sa bouche et son pied. »

Alors, à vous, **surpassez-vous et reprenez toute votre place, vous en êtes capable.**

Et en s'autorisant à voir encore plus grand :

Et si ce monde n'était qu'un terrain de jeux(je), qu'une illusion… Et si le seul but n'était que de sortir de toute dualité en chacun de nous afin de revenir simplement vers notre unicité...

Nous avons TOUS la capacité de sortir de l'illusion et de nous transformer.

L'Homme est CRÉATEUR de sa vie.

Nous créons chacun notre vie terrestre en fonction de nos pensées et de nos croyances. Alors changez-les et changez de vie.

Revisitez toutes vos peurs, vos croyances erronées et remettez-y de la paix. Marchez vers votre bonheur et vivez dans la joie.

Rappelons-le, **chaque être est unique et original et en même temps, puissant créateur.**

Et rappelons aussi une chose primordiale :

Ceci n'est que ma vision actuelle du monde et il existe autant de vision qu'il existe d'individus.

De plus, je suis convaincue que partager nos expériences de guérison avec les autres peut les inspirer, les encourager à se transformer. Nos expériences peuvent contaminer le monde et faire guérir l'Univers.

« Soyons le changement que nous voulons voir dans le Monde. » Gandhi

Je souhaite de tout mon cœur que vos prières de guérison puissent vous toucher afin que vous trouviez dans ce livre l'espoir nécessaire pour vous amener à votre guérison.

SOYONS BÉNIS

TABLE DES MATIERES

Avant-propos

Présentation rapide des 22 portes

Remerciements

Préface

Introduction

BIBLIOGRAPHIE

- *Le grand dictionnaire des malaises et des maladies, de* Jacques Martel

- *Les 5 blessures qui empêchent d'être soi-même,* de Lise Bourbeau

- *Miracle Morning,* de Hal Elrod

- *Ho'oponopono nouveau,* de Luc Bodin

- *Les 4 accords toltèques* et *5e accord toltèque, la voie de la maîtrise de soi de* Don Miguel Ruiz.✳

- *Le pouvoir du moment présent,* d'Eckhart Tolle

- *Comment développer l'amour de soi,* de Louise Hay

- *Le livre Bleu,* de Madelph

- *Séries de 21 jours de méditations* de Deepak Chopra

- Hélène Girardin *www.hypnoseettherapie.com* Ateliers : « Le lâcher prise » et « L'enfant intérieur »

- La formation CNVP de Jean Daniel Perrin Association LANGAGES à Nantes **www.langages-ouest.org** langage.ouest@orange.fr

- *Oracle : Les Portes de l'intuition* de Vanessa Mielczareck + LUNION FORMATION avec Gilles Guyon https://coachingintuition.com/